Docteur Henri GILLET

MEMENTO THÉRAPEUTIQUE

ET

FORMULAIRE PHARMACEUTIQUE

DES

MALADIES INFANTILES

2ème Édition

EXTRAIT DE GRAINES DE COTONNIER

Le Lactagol

Produit ayant servi aux expériences et motivé des communications à l'Académie de Médecine (séance du 20 Mars 1906), et dans d'autres Sociétés savantes.

SPÉCIFIQUE GALACTOGÈNE

produit en 2 ou 3 jours un accroissement remarquable de la sécrétion lactée et une augmentation notable des matières grasses et albuminoïdes du lait.

DOSE : 3 à 4 cuillerées à café par jour dans du lait.

PRIX D'UNE BOITE POUR UN TRAITEMENT DE 12 JOURS : 3 fr. 50.

Il est prouvé par l'Analyse des Urines que les Médicaments les mieux absorbés sont ceux dissous dans le Vasogène (Hydro-carbures oxygénés liquides).

Iodosol

(Vasogène-Iodé à 6 %), usage interne et externe. N'irrite ni ne colore la Peau, plus efficace que la Teinture d'Iode et les Iodures.

Cadosol à 20 %	(Vasogène à l'huile de cade 20 et 50 %).
Camphrosol	(Vasogène camphré-chloroformé au tiers).
Créosotosol	(Vasogène créosoté 20 %).
Gaïacosol	(Vasogène au gaïacol pur 10 %).
Goudrosol	(Vasogène au goudron 25 %).
Ichthyosol	(Vasogène ichthyolé 10 %).
Iodoformosol	(Vasogène iodoformé 3 %).
Menthosol	-(Vasogène au menthol 10 et 2 %).
Quininosol	(Vasogène à la quinine 5 %).
Salicylosol	(Vasogène salycilé 10 %).
Soufrosol	(Vasogène au soufre 3 %).
Cadosol à 50 %	(Spécial pour bains).
Vasogène Hg	à 33 1/3 et à 50 %.

DANS TOUTES LES PHARMACIES

Demander échantillons et documents :

al *Société Fédérale des Pharmaciens de France*, **11, Rue Payenne, PARIS**

GAZETTE

DES

MALADIES INFANTILES

ET

D'OBSTÉTRIQUE

(bi-mensuel), créé en 1899

Rédacteur en chef : **Docteur Henri GILLET**

ANCIEN INTERNE DES HOPITAUX DE PARIS

✳

9ᵉ Année

✳

ABONNEMENTS :

FRANCE . . . . Un an : **6** fr.

ETRANGER (frais de poste compris). Un an : **10** fr.

S'adresser à l'Administrateur :

11, Rue Madame, 11, PARIS

NOTA. — L'abonnement part du 1ᵉʳ Janvier et les numéros parus sont expédiés.

MÉMENTO THÉRAPEUTIQUE

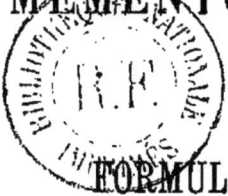

FORMULAIRE PHARMACEUTIQUE

DES

MALADIES INFANTILES

ET

INDICATIONS HYDRO-MINÉRALES

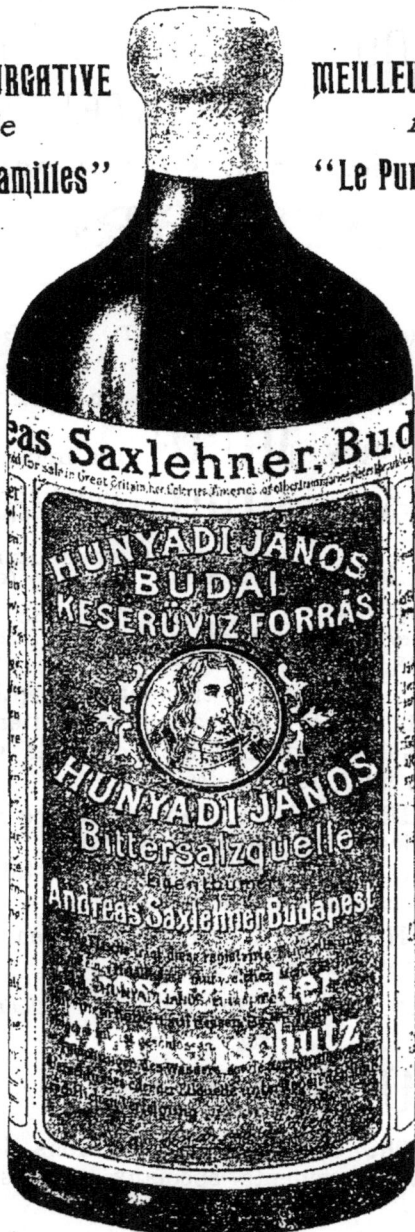

PHARMACOLOGIE

Pharmacologie dans la thérapeutique infantile.

PRÉPARATION A FAIRE AVALER PAR LA BOUCHE. — A. SOLIDE. — *Poudres en paquet.* — A la condition qu'elles n'aient pas mauvais goût, l'enfant les accepte, soit en nature, soit mêlées à du sucre ordinaire ou vanillé, soit simplement à de la confiture, du miel, du lait, etc., ou en suspension d'une potion.

Electuaires. Même condition d'insipidité, mais le mélange est tout fait.

Cachets, capsules ne sont pas possibles avant 7 à 8 ans au moins.

Granules, pilules (petites), de même ; on doit les formuler petites de 0,10 centigrammes environ, très exceptionnellement au-dessus.

B. LIQUIDES. — *Potions, loochs* surtout constituent les formes pharmaceutiques, par excellence de l'enfance. Elles se prêtent à toutes les combinaisons. *Eviter les incompatibilités. Bannir toute polypharmacie.*

Les quantités, en 24 heures, ne doivent pas excéder 40, 60 et 80 grammes, et les quantités par prise, la cuillerée à café ou à dessert, sauf chez les grands enfants où l'on peut atteindre la cuillerée à bouche.

Sirops passent grâce au sucre et se prêtent aussi à des mélanges.

Tisanes à donner en boissons, abondantes. Vins médicamenteux.

PRÉPARATIONS A FAIRE PÉNÉTRER DANS LA BOUCHE ET A REJETER. — *Gargarismes,* guère avant 6 ans, tant qu'on n'est pas sûr qu'il ne sera rien avalé, jamais de toxique dedans, à cause de l'alcool, s'abstenir jusqu'à l'adolescence.

Irrigations, badigeonnages, collutoires les remplacent.
Limonades plaisent par leur fraîcheur, bonne façon
de faire ingérer de l'eau.

PRÉPARATIONS A INTRODUIRE DANS LE RECTUM. —
LIQUIDES. — *Lavements* de toute nature, parfois mal
acceptés, mais souvent nécessaires.

SOLIDES. — *Suppositoires*. Voie détournée lorsque
l'indocilité ferme la voie buccale.

PRÉPARATION A INTRODUIRE DANS LE TISSU CEL-
LULAIRE SOUS-CUTANÉ OU INTRA-MUSCULAIRE. —
Injections antitétaniques hypodermiques de sérum antidiphtérique, de solution de chlorure de sodium, de
préparations mercurielles.

Ce mode d'introduction s'est beaucoup vulgarisé.
En dehors des cas où il n'y a pas le choix, et des cas
d'urgence, il y a des raisons de tolérance.

On trouve maintenant, en ampoules, des solutions
toutes préparées, même avec l'injecteur. Voici ce
qu'en dit M. le P. G. LEMOINE, de Lille (1) :

« Depuis que les ampoules sont entrées dans la
pratique médicale, un grand pas a été fait vers la
complète asepsie de l'injection hypodermique ; mais
le transvasement du liquide dans la seringue et les
difficultés de stérilisation ou même de simple nettoyage des seringues rendaient encore imparfaite cette
médication.

Ces difficultés de toute sorte étaient encore plus
grandes lorsqu'il s'agissait d'injecter une solution
huileuse qui souillait toujours profondément la seringue.

L'auto-injecteur Paillard-Ducatte supprime les dif-

(1) Technique et indications de Médications usuelles. — EXTRAIT.
CHAPITRE : *Médication hypodermique*, page 334.

férentes causes d'infection résultant de ces nombreuses et longues manipulations. C'est une simple pompe foulante, une pompe à air permettant d'exercer à la surface du liquide stérilisé de l'ampoule une pression progressive réglable à volonté. Un ingénieux jeu de soupapes empêche tout retour du liquide dans l'auto-injecteur, de sorte qu'on peut, sans inconvénients, donner plusieurs coups de piston si l'on veut augmenter la rapidité de l'injection.

Les ampoules de 1 à 20 centimètres cubes s'adaptent à cet appareil ; elles sont rodées à l'une de leurs extrémités, destinée à recevoir une aiguille de Pravaz directement comme la seringue de Luer. L'autre extrémité est solidement fixée dans la monture de l'auto-injecteur.

L'ensemble forme un instrument d'un très petit volume, rigide et bien en main. »

Ces sortes d'ampoules auto-injectables contiennent exactement la quantité de liqueur prescrite par le médecin.

L'une de leurs extrémités porte un étranglement (R), l'autre pointe est rodée et porte deux traits de lime parallèles (P) (*fig.* 1).

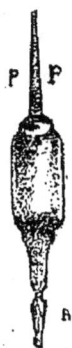

Fig. 1.

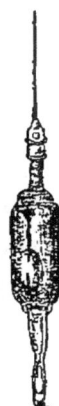

Fig 2.

Voici leur mode d'emploi :

a) Briser l'extrémité rodée de l'ampoule en exerçant simplement une légère pression à l'endroit limé (P).

b) Adapter solidement sur l'ampoule l'aiguille de Pravaz stérilisée (A) *fig.* 2).

c) Briser l'autre extrémité de l'ampoule en exerçant une pression suffisante sur l'étranglement.

d) Introduire en tournant cette pointe dans la monture en caoutchouc de l'auto-injecteur.

e) Faire l'injection en donnant un nombre facultatif de coups de piston suivant la vitesse de l'absorption du liquide. Un seul coup de piston est suffisant pour l'injection de 1 c. m. cube.

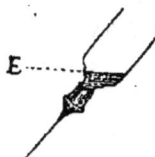

E ⋯⋯ Exercer une pression de plus en plus faible pour arrêter complètement lorsque le liquide est descendu au niveau du rodage (E) de l'ampoule, si l'on veut éviter l'injection d'une bulle d'air.

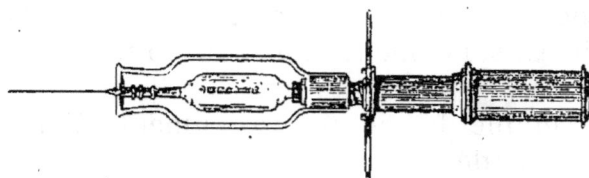

Quelle que soit la *seringue*, il faut s'assurer qu'elle *marche bien*, ne fuit pas, que *l'aiguille ne soit pas émoussée, peau, aiguille seront parfaitement stérilisées.*

PRÉPARATION A FAIRE PÉNÉTRER PAR LES MUQUEUSES RESPIRATOIRES. — *Inhalation,* oxygénée, etc.

LIQUIDES. — *Fumigation, pulvérisation, vaporisation.*

SOLIDES. — *Pulvérisation de poudres.*

PRÉPARATION POUR L'USAGE EXTERNE (topiques).

LIQUIDES. — *Lotions enveloppements, frictions diverses,* éviter les mélanges à base d'alcool. *Bains divers. Hydrothérapie.*

SOLIDES. — *Cataplasmes, liniment, pommades, onguent, pâtes, colles, emplâtres, vésicatoires.* (Modérer beaucoup l'emploi de ces derniers pour les petits).

AVERTISSEMENT

Ceci n'est pas qu'une seconde édition. C'est presque un livre nouveau. Matières et plans sont en grande partie nouveaux; aussi, est-ce un memento, plutôt qu'un simple formulaire.

Les chapitres se déroulent suivant la classification pathologique habituelle : maladies générales d'abord, affections des divers appareils et affections spéciales ensuite; mais les matières, dans chaque chapitre, se rangent par ordre alphabétique.

La table des matières, très détaillée, aussi par lettres alphabétiques, permet de trouver tout de suite le renseignement désiré.

Le praticien y trouvera un guide rapide.

H. G.

GÉNÉRALITÉS

L'alpha et l'oméga de la thérapeutique
chez les enfants.

LA RÈGLE DES SIX SIMPLES

Chez l'enfant, thérapeutique simple
Avec formules simples.
Souvent, simple thérapeutique des simples,
Avec moyens physiques simples
Et hygiène simple.
Sauf le médecin, tout y doit être simple.

Posologie en général chez l'enfant.

Il est difficile de déterminer mathématiquement pour tous les médicaments la posologie aux différents âges. On s'en rapporte souvent au tableau de Gaubius; la dose entière correspondant à l'âge adulte, c'est-à-dire à 20 ans et au delà, on a :

Au-dessous de 6 mois	1/30	
—	1 an	1/15 à	1/12
—	2 ans	1/8	
—	3 ans	1/6	
—	4 ans	1/4	
—I	7 ans	1/3	
—	14 ans	1/2	
—	16 ans	2/3	

Dans cette liste quelques chiffres peuvent facilement rester dans la mémoire comme ceux de 1/12 à 1 an, 1/4 à 4 ans, 1/2 à 14 ans.

Young a traduit les proportions variables de médicament selon les âges par une formule facile à se rappeler, adoptée aux Etats-Unis.

$$\frac{\text{Années}}{\text{Années} + 12}$$

$$\text{Ainsi pour 4 ans} : \frac{4}{4 + 12} = \frac{1}{4}$$

Par ce moyen mnémotechnique on met au dividende le nombre d'années, au diviseur le nombre d'années plus le nombre constant 12 ; le quotient représente la fraction demandée. Avec ce procédé de compter, on a :

à 1 an	1/13
2 ans	1/7
3 ans	1/5
4 ans	1/4
7 ans	10/29
14 ans	10/18

Ces chiffres ne s'écartent pas sensiblement de ceux

de Gaubius ; ils ont l'avantage de rentrer dans une formule facile à retenir.

Certains auteurs proposent une méthode très simple: la dose de l'adulte se représente par 20/20, celle des âges différents par autant de vingtièmes qu'il y a d'années, d'où :

à 1 an 1/20
2 ans . . . . 2/20 ou 1/10
3 ans . . . . 3/20 ou 1/6
4 ans . . . . 4/20 ou 1/5
10 ans . . . . 10/20 ou 1/2 etc.

Chiffres un peu faibles pour les très jeunes enfants, un peu trop élevés pour les enfants âgés.

Du reste, aucun de ces tableaux ne satisfait absolument. Pour les opiacés la quantité doit en être bien moindre que la proportion calculée en général pour les bébés ; par contre, les purgatifs doux doivent être prescrits en dose double ou triple.

La manière la plus logique consisterait à rapporter tout au poids du sujet, comme on fait en physiologie pour les animaux.

On l'a indiqué pour certaines substances : ainsi, Sevestre, Lesage ont donné dans la diarrhée bilieuse 1 gramme de bicarbonate de soude par kilogramme d'enfant, dose relativement bien supérieure à celle que Debove prescrit chez l'adulte dans l'ulcère rond

Toutes choses égales d'ailleurs, toutes ces règles souffrent des exceptions ; les proportions doivent toujours être diminuées chez les tout jeunes enfants et il y a plus de les idiosyncrasies pour telle ou telle substance.

Comme bon moyen mnémotechnique : *A 4 ans, quart de la dose d'adulte.*

I. — MALADIES GÉNÉRALES

Anémies.

Médication ferrugineuse chez les enfants. — Avant 4 ou 5 ans, on emploie peu les médicaments ferrugineux et les préparations ferrugineuses en particulier.

Deux exceptions : le proto-iodure et le perchlorure de fer. Le premier agit plutôt comme iodique, ce qui le fait ordonner dans la scrofule. Le second est le médicament des hémorrhagies et des états généraux graves (hémophilie, diphtérie, fièvre typhoide, néphrite et albuminurie, etc.).

Les ferrugineux proprement dits, pour être acceptés des enfants, demandent un choix judicieux ; ils doivent n'avoir pas mauvais goût, ne pas déranger les fonctions digestives, se réduire à un petit volume ; dernière condition remplie facilement, puisque les préparations martiales agissent en faible quantité.

Pour un homme de 70 kilogrammes, la totalité du sang ne représente environ que 3 gr. 2 de fer, la quantité manquante n'en représente qu'une minime fraction.

Tout ce qui n'est pas absorbé passe par les fèces.

Principales indications : anémies diverses, chlorose, troubles de la puberté.

Toutes les anémies et toutes les chloroses n'ont pas absolument besoin de fer. Ainsi les anémies et les chloroses provenant de troubles digestifs, dentition, sevrage, surtout par alimentation insuffisante et convalescence, ne demandent pas d'abord les ferrugineux.

Grande réserve chez les tuberculeux congestifs,

1º Ferrugineux insolubles

Les ferrugineux se présentent sous deux formes : insoluble, soluble.

Les insolubles en poudre : safran de Mars ou sous-carbonate de fer, fer réduit, carbonate de protoxyde, etc., s'incorporent à toutes sortes de substances qui les déguisent aux yeux des enfants ; les pilules sont presque toujours refusées, sûrement avant 6 à 7 ans ; aussi faut-il se contenter d'ordonner les ferrugineux insolubles en nature ou sous forme de friandise, comme le chocolat ou les dragées ainsi formulées :

```
Fer réduit. . . . . . . . .   0,20 centigr.
Chocolat . . . . . . . . .    40   grammes.
```

Pour une tablette. A faire manger dans la journée un quart ou une demi-tablette, selon l'âge.

```
Fer réduit . . . . . . . .    1 gramme.
Sucre blanc . . . . . . . .   6   —
```

Pour 20 dragées. Donner une à cinq dragées par jour selon l'âge (QUEVENNE).

Chaque dragée contient 0, 05 centigrammes de fer.

On peut remplacer le fer réduit par le safran de Mars, et ajouter quelques gouttes d'essence de menthe, de citron ou autres.

Voici une autre formule :

```
Sous-carbonate de fer (safran de Mars apétitif) 0,10
Poudre de rhubarbe. . . . . . . .   0,05
Sucre cristallisé. . . . . . . .    0,10
```

Qu'on peut mêler à de la confiture de groseille ou autre.

Chez les enfants un peu grands, on peut donner des pilules.

2º Ferrugineux solubles

Les préparations solubles sont très nombreuses; on

préférera le lactate, le citrate, les deux chlorures et le tartrate ferrico-potassique.

Le lactate n'irrite pas l'estomac, de même que le citrate, on l'associe bien à l'alcool ou autre vin comme dans la préparation suivante :

Citrate de fer.	2 grammes.
Vin de Malaga.	100 —

Une cuillerée à bouche (0,04 centigrammes) à deux par jour.

Mais ce vin a l'inconvénient de contenir une quantité un peu forte d'alcool ; on peut le remplacer par la préparation suivante :

Citrate de fer.	30 grammes.
Alcool à 90°.	50 —
Eau	950 —

Le protochlorure aurait la préséance sur tous les ferrugineux s'il était plus stable ; le sirop contient 0,10 centigrammes de substance active par 20 grammes.

Le perchlorure s'emploie comme ferrugineux proprement dit seul ou associé, comme dans la formule suivante :

Solution officinale de perchlorure de fer	10 gr.
Ether sulfurique alcoolisé (liqueur d'Hoffmann)	5 gr.

5 à 10 gouttes dans l'eau sucrée ; humer au chalumeau pour éviter de noircir les dents.

Le tartrate ferrico-potassique comporte beaucoup de modes de prescription.

Tartrate ferrico-potassique. . . .	
Eau de cannelle.	} ââ 15 grammes.
Sirop de sucre blanc.	500 —

1 à 2 cuillerées à café (0, 15 centig.).

Ou bien :

Tartrate ferrico-potassique. . . .	2 grammes.	
Sirop d'écorces d'oranges amères. .	50	—
Vin muscat.	250	—

Un petit verre à Bordeaux par repas.
Voici la posologie des principaux composés ferrugineux .

Par année d'âge.

Protochlorure de fer.	0 gr. 02
Perchlorure de fer (solution officinale).	III à V gouttes.
Proto-iodure	0,05.
Tartrate ferrico-potassique. . . .	0,15 à 0,20.
Citrate de fer ammoniacal. . . .	0,15 à 0,20.
Lactate de fer	0,05.
Protoxalate de fer.	0,03.
Glycéro-phosphate de fer. . . .	0,05.
Hémoglobine	0,20.
Suc de viande	50 gr. (produit d'env. 300 gr. de viande crue).
Albuminate de fer.	0,10 à 0,15.
Nucléinate de fer.	0,10 à 0,15.

En dehors des composés minéraux purs on s'adresse aux composés organiques et principalement aux composés organiques qui se rapprochent le plus de la forme que le fer adopte dans l'organisme ou qui les rend plus assimilables.

Déjà Rabuteau avait montré l'avantage du protochlorure de fer, forme dans laquelle le suc gastrique transforme les sels minéraux. On tire bon parti des combinaisons du fer avec les corps albuminoïdes; de là l'emploi de l'hémoglobine, du suc de viande, le meilleur ferrugineux chez les enfants (M. Variot), des albuminates, des peptonates, des nucléinates de fer.

Le *nucléinate de fer*, $C^{40} H^{48} Az^{14} O^{12}$, 4 $(Fe^2 O^3)$ 2 $(P^2 O^5)$ semblerait le mieux répondre au but désiré. Le fer, pour se fixer dans les tissus, serait d'abord pris par les leucocytes à la nucléine desquels il se combinerait.

Salkowski (1) a trouvé que le nucléinate de fer augmentait au maximun la fixation du fer dans l'économie, dans le foie en particulier, si à l'état normal le fer hépatique   == 3,04.

l'albuminate de fer le fait monter à   4,50.
le nucléinate le fait monter. .   .à   9,05.

Ne pas négliger, surtout chez l'enfant, l'appoint de fer que peuvent fournir certaines substances végétales de l'alimentation, en premier lieu la farine d'avoine qui, pour 100 grammes, renferme une moyenne de 13 milligrammes de fer.

La substance verte des plantes, la chlorophylle, renferme aussi du fer végétal.

Rachitisme.

PROPHYLAXIE. — Régler l'allaitement. Lait au sein, si possible. Hygiène générale.

TRAITEMENT. — Vie à l'air, à la campagne, à la mer, aux eaux, chlorures sodiques : surveiller l'*intestin*, *antiseptie intestinale*.

Hygiène alimentaire.

RÉGIME D'UN ENFANT RACHITIQUE DE DEUX A SIX ANS (Hôpital des enfants de Manchester).

Premier repas, 7 heures du matin
Pain et lait, ou bouillie de gruau, potage au lait,

---

(1) Alfred MARTINET. — Les nucléines en thérapeutique. (*Presse médicale* T. II, N° 102, 20 décembre 1902, p. 1218).
ZALESKI. — Zeits. f. Physiol. Chemie; 1886.
BUNGE. — Cours de Chimie physiologique; page 39 et *passim*.
SALKOWSKI. — Zeits. f Physiol. Chemie; 1901.
KLEMPERER. — Therapie der Gegenwart; 1901.
L. DOR. — Une nouvelle médication martiale; le nucléinate de fer. (*Lyon Médical*; 20 avril 1902).

pain et beurre ou œuf à la coque, un peu de gras de porc (*fat bacon*).

Deuxième repas, 11 heures

Tasse de lait avec biscottes ou pain et beurre.

Troisième repas, 1 h. 30

Tartines, purée de pommes de terre, poisson frais ou viande finement divisée, pudding au lait, pruneaux, marmelade de pommes.

Quatrième repas, à 5 heures

Lait pur ou lait et cacao.

Cinquième repas, une demi-heure avant le coucher.

Pain et lait.

Jus d'une *orange* ou *légumes verts frais* au moins 3 *fois par semaine*.

Surveiller la marche, la station, faire souvent porter l'enfant. Enlever tous les soirs et réappliquer tous les matins les appareils crainte de plaies, bains salés (au sel de morue).

MÉDICATION PHOSPHATÉE.

Biphosphate de chaux.	5 grammes.
Teinture d'essence d'anis. . . .	10 —
Sirop simple	200 —
	(AUSSET).

Une cuillerée à soupe tous les matins à jeun.

On peut aussi donner quelques farines phosphatées, quelques-unes très répandues, phosphatine Falières ou autres, les hypophosphites, sirop d'hypophosphite de Churchill.

De même *glycérophosphates*, en granulés, spécialisés aussi, Neurosine, etc.

MÉDICATION PHOSPHORÉE. — Le phosphore en nature, à la dose de 1/2 à 1 milligramme en 24 heures, agirait d'abord sur les os et ensuite sur le système nerveux. Il y aurait action antitoxique sur les toxines productives du rachitisme.

Voici les formules en usage :

Phosphore.	0,01 à 0,05 centigr
Huile d'amande douce.	q. s. pr. dissoudre.
Huile de foie de morue.	100 grammes.

DOSE. — Selon l'âge, par cuillerées à café ou à dessert, deux ou trois fois dans la journée. Préfère les solutions faibles aux fortes.

M. Edward Ellis recommande une autre formule :

Phosphore	0,06 centigr.
Huile de foie de morue.	30 grammes.

Laisser reposer quinze jours dans un endroit frais et sombre et ajouter :

Huile de girofle.	5 gouttes.

5 gouttes, 3 fois par jour dans une émulsion d'amandes.

L'huile de foie de morue peut être remplacée pour les médecins qui mettent sur son compte les troubles digestifs, par une huile ordinaire ou par un corps gras autre.

Trousseau avait, il y a déjà longtemps, donné le *beurre phosphoré*.

Beurre très frais.	300 grammes.
IK	0,15.
BrK	0,50.
ClNa	5 grammes.
Ph.	0,01.

Comme dissolvant, *lipanine*, qui n'a peut-être pas aussi bon goût.

Voici les formules recommandées par M. le professeur Kassowitz (de Vienne), un promoteur de la médication phosphorée.

Huile d'amandes douces.	70 grammes.
Sucre en poudre.	30 —
Phosphore	0 gr. 01.
Essence de fraises.	II gouttes.

Une cuillerée à café par jour.

Phosphore	0 gr. 01.
Lipanine	30 gr.
Sucre blanc pulvérisé.	} āā 15 gr.
Gomme adragante pulvérisée. . .	
Eau distillée.	40 gr.

D'après le professeur Luigi Concetti, pour obtenir une bonne dissolution du phosphore dans l'huile de foie de morue, on doit procéder de la manière suivante (1) :

Phosphore pur	0,10 centigr.
Ether	10 à 15 gr.

Faire dissoudre complètement.

Ajoutez :

Huile d'amandes douces. . . .	25 à 30 gr.

Agitez ensemble, pendant deux ou trois jours, puis chauffez légèrement au bain-marie, à 50 ou 60 degrés, pour favoriser la dissolution, dans un ballon de Erlen-mayer fermé.

Incorporer la solution concentrée à :

Huile de foie de morue.	1 litre.

100 *grammes de* cette huile phosphorée contient *un centigramme de phosphore.*

Distribuer en bouteilles de 100 grammes et boucher hermétiquement.

En cas de répugnance ou d'intolérance à l'huile de foie de morue, même préparation avec l'huile d'a-mandes douces ou l'huile d'olive, au besoin émulsionner.

DOSE : 1 *cuillerée à café* d'huile phosphorée ou la quantité correspondante d'une émulsion, soit 1/20 *de centigramme* de phosphore par jour.

En somme, bonne médication, mais à *surveiller*. *Jamais de hautes doses. Interrompre* de temps en temps.

---

(1) Revista di clinica pediatra, Vol. I fol. janvier 1903.

Par le temps, les huiles phosphorées préparées
d'avance pourraient ne plus contenir de traces
dosables de phosphore. Pour déceler les quantités, parfois infinitésimales, en suspension dans ces
huiles, le Dr Straub mélange avec 10 cc. d'huile,
5 cc. d'une solution de sulfate de cuivre à 5 %, et
agite le mélange. Au bout de 5 minutes, apparaît
une coloration brune avec de l'huile de foie de morue
contenant 0,01 % de phosphore. (*Münchener medicin.
Wochenshrift*, 1903, n° 27).

Rhumatisme articulaire aigu

(*Médication salicylée*).

Rhumatisme articulaire aigu et manifestations rhu-
matoides se traitent presque exclusivement par la
médication salicylée, pour ainsi dire spécifique.

A l'intérieur presque uniquement le *salicylate de
soude*. On use peu du salicylate de lithine, rarement
aussi du salicylate de quinine. Salicylate de magnésie,
salicylate de bismuth, de naphtol ou bétol s'adressent plutôt au tube digestif, le salicylate de zinc sert
surtout comme pansement.

Salol, salipyrine, salicylacétol, phénacétine, asaprol,
phénocolle (chlorydrate ou salicylate), etc., ne sont pas
entrés dans la pratique, probablement avec raison.

L'infusé ou le sirop d'ulmaire ou *reine des prés* est
une préparation utile.

On peut donner chez l'enfant le salicylate de soude
à doses assez fortes, à moins d'albuminurie intense.

On formule :

Salicylate de soude : 0,50 par année d'âge.
Sirop de fleurs d'oranger. . . . } āā 30 à 60 gr.,
Eau distillée de laitue ou autre. . } selon l'âge.

Par cuillerées à café toutes les heures, dans un peu
de lait.

Si l'enfant refuse la potion, on peut avoir recours aux *suppositoires*.

> Salicylate de soude 0,40 à 0,50 par année d'âge.
> Beurre de cacao, 4 à 8 gr. selon l'âge.
> Cire   q. s.

Pour 4 suppositoires à mettre d'une façon également espacée dans les 24 heures.

Enfin, si l'on ne parvenait pas à faire prendre le salicylate ni par la bouche ni par l'anus, on s'adresserait aux *pommades* qu'on fait employer en embrocation et onction autour des jointures, le tout recouvert d'ouate et de taffetas ciré.

Parmi les nouveaux médicaments, l'aspirine fournit de bons résultats dans le rhumatisme scarlatin (1).

L'acide salicylique répond à la formule :

$$C^6\ H^4\ \Big|\ \begin{matrix} OH. \\ CO \quad OH. \end{matrix}$$

L'aspirine à la suivante :

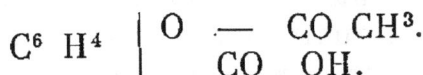

$$C^6\ H^4\ \Big|\ \begin{matrix} O \ - \ CO\ CH^3. \\ CO \quad OH. \end{matrix}$$

(acide acétyl-salicylique ou éther acétique de l'acide salicylique) on donne l'aspirine chez les enfants à la dose de 0,25 centigrammes, répétée trois à quatre fois par jour, *à intervalles d'environ 4 heures* (J. COMBY)

Ou à doses plus fortes.

Jusqu'à 4 ans, 0, 50 centigrammes trois ou quatre fois dans la journée , 1 gramme trois fois par jour de 6 à 10 ans, soit une moyenne d'environ 0,30 *centigrammes par année d'âge et par jour* (GOERG).

Elle a les alcalins comme incompatibles ; par consé-

---

(1) HALLÉ. — Rhumatisme scarlatin et aspirine (*Société de pédiatrie,* 20 novembre 1906).

quent, ne pas l'associer au bicarbonate de soude qui le dédouble immédiatement.

L'administrer sous forme de poudre, seule ou avec de la lactose.

> Aspirine. . . . . 1 gr. 20.
> Lactose. . . . . 5 grammes.

Pour enfant de 4 ans, en 4 fois dans la journée dans un peu d'eau chaude ou une infusion chaude et sucrée de thé ou de tilleul.

Le *Salophène* (acétyl paramidosalol) correspond à la formule :

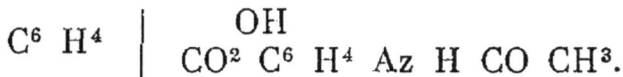

$$C^6 H^4 \left| \begin{array}{l} OH \\ CO^2\ C^6\ H^4\ Az\ H\ CO\ CH^3. \end{array} \right.$$

Il traverse l'estomac sans être décomposé par l'acide chlorhydrique du suc gastrique ; il se dissocie dans l'intestin en acide salicylique et acétylparamidophénol, par suite de l'alcalinité du suc intestinal.

Chez les enfants, dose moyenne 0 gr. 25 à 0 gr. 40, répétée trois à quatre fois par jour en moyenne 0,20 *centigrammes par année d'âge et par jour.*

On a recours à l'aspirine ou au salophène quand le salicylate reste inactif.

On tire un assez bon parti de l'essence de palommier ou *gaultheria procumbens*, dite essence de Winter-green ou salicylate de méthyle en nature, en badigeonnage autour des articulations malades à la dose d'environ d'environ 0,50 par année d'âge. On recouvre d'imperméable.

> Salicylate de méthyle. . . . . 1 gramme.
> Menthol . . . . 0,20 centigramme
> Vaseline . . . . 30 grammes.

En plus des applications locales faites forcément avec douceur, on prescrit, lorsqu'on ne croit pas pouvoir compter sur l'administration interne du salicylate de soude, des véritables frictions avec la pommade aux aisselles, aux jarrets, c'est-à-dire dans les régions moins ou peu douloureuses.

Badigeonnages ou frictions sur la région précordiale, comme prophylaxie des complications cardiaques, bien que Jaccoud y accordait peu de confiance.

Voici d'autres formules pour onctions :

Acide salicylique (ou salicylate de soude
    ou salicylate de méthyle) . . .
Essence de térébenthine. . . . . { ââ 10 gr.
Lanoline . . . .
Axonge . . . . 80 grammes.

(BOURGET, de Lausanne).

On en peut varier les proportions, de même :

Acide salicylique. . . . . . . 5 grammes.
Chloroforme . . . . 4 —
Huile de jusquiame. . . . . . 30 —
Lanoline . . . . 80 —

(R. BLACHE).

ou 1° Liniments huileux :

A) Salicylate de méthyle . . . . . { 10 grammes.
    Chloroforme . . . .
    Baume tranquille . . . . . . 60 grammes.

B) Salicylate de méthyle . . . . . 20 grammes.
    Baume tranquille . . . . . . 50 —

C) Salicylate de méthyle . . . . . 20 grammes.
    Huile de camomille camphrée. . . 50 —

D) Salycilate de méthyle . . . . . 20 grammes.
    Chloroforme . . . . 10 —
    Laudanum . . . . 10 —
    Huile de jusquiame. . . . . . 80 —

2° Friction alcoolique :

Salicylate de méthyle. . . . . 10 grammes.
Baume de Fioravanti. . . . . 80 —

3º Pommades :

A) Salicylate de méthyle . . . . . 10 grammes.
   Cire . . . . 15 —
   Axonge . . . . 35 —
B) Salicylate de méthyle . . . . . 10 grammes.
   Lanoline . . . . 20 —
   Vaseline . . . . 10 —

L'adjonction de 20 % d'essence de lavande remédie à l'odeur pénétrante du produit.

On peut aussi utiliser le salicylate d'éthyle, d'amyle, de propyle, à propriétés identiques et à odeur moindre.

Voici une autre formule à odeur assez bien masquée :

Acide salicylique. . . . . . . 4 grammes.
Salicylate de méthyle. . . . . 10 —
Essence d'eucalyptus . . . . . } ãã 5 grammes.
Beurre de muscade. . . . . .
Huile volatile de sauge. . . . . 3 —
Huile camphrée . . . . 30 —
Alcoolature de baies de genévrier . 120 —

Mêler. Usage externe.

Le malade étant au lit, faire des frictions énergiques sur toute l'étendue du thorax (poitrine, dos et parties latérales), de façon que les téguments soient imbibés du liquide médicamenteux, puis on enveloppe le sujet de couvertures jusqu'au menton. Au bout d'une demi-heure environ, on constate l'élimination de l'acide salicylique avec les urines et le malade ne tarde pas à éprouver un soulagement notable.

ULMARÈNE. — Sous le nom d'ulmarène, M. Bourcet (1) a étudié un mélange d'éthers salicyliques et d'alcools aliphatiques.

Sous forme de liquide jaune rosé contenant 75 0/0 de

---

(1) P. Arène MESNARD. — L'ulmarène dans les affections rhumatismales (*Presse Médicale*, T. Q., Nº 101, 17 décembre 1902, p. 1207).

son poids d'acide salicylique ; insoluble dans l'eau, soluble dans l'alcool, l'éther, le chloroforme, employé pur, à la dose de 4, 12 et même 16 grammes, et de 2 à 10 grammes pour les enfants, par jour, comme le salicylate de méthyle, en badigeonnages.

Recouvrir d'ouate et de taffetas gommé ou de guttapercha laminée.

Liniment : (A. Gigon)

Ulmarène	20 grammes.
Menthol	1 —
Huile de vaseline	40 —

en badigeonnages et enveloppement imperméable.

Pommade : (A. Gigon)

1° Ulmarène	15 grammes.
Lanoline	35 —
Menthol	2 gr. 50.
2° Ulmarène	15 grammes.
Lanoline	40 —
3° Ulmarène	15 grammes.
Lanoline	15 —
Vaseline	15 —
Menthol	1 —

en onctions et enveloppement imperméable.

Pour donner tout son effet, la médication salicylée doit remplir plusieurs conditions : 1° être *précoce, intensive,* a plus forte dose le premier jour, puis *décroissante* ensuite ; 2° *permanente,* c'est-à-dire de nuit comme de jour. Comme l'a écrit M. le Dr H. Huchard, dans ses consultations médicales : « *La médication nocturne s'impose.* » 3° *fractionnée* ; 4° *prolongée,* plus que la maladie elle-même.

En dehors de la médication salicylée, de l'*enveloppement avec immobilisation des jointures,* assurer la diurèse par les *boissons aqueuses* abondantes et surtout par le *régime lacté exclusif* tant qu'il y a de la fièvre et même quelques jours de plus.

Scorbut infantile, maladie de Barlow.

1º A) *Suppression* absolue de tout *lait stérilisé*, de toute *farine* et de tout aliment de *conserve*.

B) Retour à l'*allaitement* exclusif *au sein*, et, à son défaut, tout au moins allaitement au *lait frais cru*, avec *tétée au pis même de l'animal*, ânesse, chèvre, ou en cas d'impossibilité, *lait cru frais, aseptiquement recueilli* (lavage des pis, stérilisation des récipients par l'ébouillantage) d'ânesse, de chèvre, de vache, et donné le plus rapidement après la traite, sans manipulation, sans transvasements. Pas d'adjonction d'aucune sorte au lait ou seulement d'une solution de citrate de soude à 3 %

2º Selon l'âge, *jus de fruits acides* et *légumes frais* ; *Citron*, orange, *groseille*, raisin

Purée de pomme de terre, purée et soupe aux légumes frais.

Epinards, cresson, salade.

Selon l'âge aussi : viande crue pulpée ou mieux *jus de viande* pour les tout petits.

3º En cas d'hématomes aux membres :

Repos au lit.

Enveloppement d'ouate.

Immobilisation au besoin.

4º Au point de vue pharmaceutique :

A) Ergotine . . . . 0 gr. 20 par année d'âge
    Julep gommeux. . . . . . . 60 à 80 grammes.

Par cuillerées à café ou à dessert.

B) Perchlorure de fer.   III à VI gouttes par année d'âge
    Sirop de cannelle. . . . . . . 10 à 20 grammes.
    Eau distillée. . . . . 60 à 80 —

Par cuillerées dans les 24 heures.

ou :

C) Eau de Rabel . . . . I à IV gouttes ⎰ par année
   Alun . . . . 0 gr. 01 ⎱ d'âge.
   Sirop de cachou . . . . 30 à 40 grammes.
   Infusion de roses rouges . . 60 à 80 —

De même.

Ou la potion antihémorragique suivante :

D) Acide sulfurique dilué au 10ᵉ . . . 4 grammes.
   Hydrolat de menthe. . . . . . 180 —
   Sirop de framboise. . . . . . 30 —
                                   (CHASSAIN).

E) Sirop de cachou . . . . . . ⎱
   Sirop de ratanhia. . . . . . ⎰ âââ 20 à 40 grammes.
   Sirop de roses de Provins. . . ⎱

Selon l'âge, à donner de même par cuillerées plus ou moins grandes dans les 24 heures.

F) Chlorure de calcium. . . 0 gr. 10 par année d'âge.
   Julep gommeux . . . . 60 à 120 gr., selon l'âge

A donner dans les 24 heures par cuillerées à café, à dessert ou à bouche, selon l'âge.

Ou bien :

G) Chlorure de calcium. . . . . 0 gr. 10 par année d'âge·
   Sirop d'orange ou de citron. . . . 20 à 30 grammes·
   Eau distillée. . . . . . . 60 à 120 —

Administrer comme plus haut.

5° Sur les gencives et les fongosités, attouchements avec :

Chlorate de potasse. . . . . . 2 grammes.
Glycérine neutre. . . . . . . 20 —

Trois ou quatre fois par jour, toucher les points malades à l'aide d'un peu d'ouate hydrophile portée au bout d'un petit bâton.

Ou bien :

Eau oxygénée à 12 volumes. . . .	30 grammes.
Eau	90 —

De même.

Ou bien : attouchements avec la teinture d'iode ou le jus de citron.

6° Changement d'air : séjour au grand air, à la campagne, à la montagne, Vosges, Auvergne, peut-être à la mer, Côtes de Provence, Arcachon.

7° Bains simples, salés ou sulfureux, bains de mer.

8° Surveillance des fonctions digestives.

9° Pendant la convalescence : continuation du traitement précédent ; en plus :
Frictions stimulantes.
Huile de foie de morue.   H. G.

Scrofule.

D'après M. le docteur GASTOU.

1° *Traitement prophylactique.* — Prévenir les infections cutanées. Veiller aux portes d'entrée possibles : plaies ombilicales, éraillures, Antisepsie nasale. Du côté des parents, convalescents de maladies générales ou infectieuses, éviter la conception avant rétablissement complet. Combattre l'alcoolisme, la misère. Habitation salubre. Air, soleil.

2° *Traitement curatif.* — A. *Général* : Iode, iodure, arsenicaux.

L'iodure de potassium se prescrit à la dose de 5 à 10 centigrammes par jour et par année d'âge.

Iodure de potassium.	0 gr. 50
Extrait de quinquina.	2 gr. 50
Sirop d'écorces d'oranges amères . .	200 grammes.

Une cuillerée à soupe avant déjeuner à un enfant de cinq ans.

Ou bien :

Iodure de potassium.	0 gr. 50	
Sirop anti-scorbutique.	} 100 grammes.	
— de pensées sauvages. . . .		

A prendre de même.

Ou encore :

Teinture d'iode.	5 grammes.	
Extrait de cachou.	20	—
Alcool	10	—
Glycérine	110	—
Sirop de groseilles.	200	—

Une cuillerée à bouche une demi-heure avant le repas de midi.

On bien plus simplement, *teinture d'iode* à l'intérieur : I à II gouttes par année d'âge ; à un enfant de 4 ans, II gouttes avant déjeuner et diner dans une infusion de Continuer 15 jours, et, les 15 jours suivants, soit une pensées sauvages ou de saponaire, iodalose, iodosol, sirop d'iodure Souffron, etc.
cuillerée à soupe ou deux d'*huile de foie de morue*, ou l'*arsenic*, sous forme d'arséniate de soude (1 à 4 milligrammes, 1 milligramme par année d'âge). La liqueur de Pearson représente une solution arsenicale à 0 gr. 05 p. 30 grammes ; 12 gouttes égalent 1 milligramme.

Pour les scrofuleux non excitables, cure marine : les autres aux eaux chlorurées sodiques (Salies, Salins, etc.) ou arsenicales (La Bourboule).

Eaux sulfureuses des Pyrénées ou du Dauphiné pour certaines prédominances cutanées (eczémas) ou muqueuses (catarrhes bronchiques).

B. *Traitement local* : Aux nourrissons, bain de sublimé, 1 gramme pour 15 litres d'eau, répété tous les 2 ou 3 jours. S'il y a ulcérations, crainte d'intoxication, simple savonnage alcalin avec application de vaseline naphtolée à 1/10 (Hutinel).

S'il y a croûtes, compresses humides aseptiques : eau de tilleul, de guimauve, eau bouillie coupée d'alcool camphré (une cuillerée à soupe pour 250 à 500 grammes d'eau), recouvrir de taffetas imperméable. Ouvrir les abcès en évitant, dans la mesure du possible, la douleur et l'hémorrhagie, très mal supportées des enfants. Pas d'antiseptiques ni iodoforme, ni salol ; laver à l'eau bouillie ou bien à l'eau oxygénée, à 10 ou 12 volumes, pure ou coupée au tiers ou au quart (n'en user que pour lotions).

En cas de lésions tenaces, lavages à l'eau d'Alibour, coupée de 15, 10, 5 fois son volume d'eau, ou avec une solution de permanganate de 1/3000.

S'il existe des ulcères étendus, torpides, phagédéniques, poudres :

Talc	
Lycopode	10 grammes.
Carbonate de magnésie.	
Poudre de quinquina	5 —

Usage externe.

S'il existe des croûtes peu étendues, les faire tomber avec :

Turbith minéral.	0 gr. 50
Oxyde de zinc.	5 grammes.
Lanoline	
Vaseline	10 —

Pour les muqueuses, nitrate d'argent à 1/100, l'eau oxygénée à 1/20, à 1/15, en attouchements quotidiens.

Syphilis.

PROPHYLAXIE. — Du côté du *père*, pas de fécondation avant 6 ans du début de la syphilis traitée régulièrement, et non suivie d'accidents.

Traitement antisyphilitique pendant les 3 mois avant le mariage.

Du côté de la *mère* : Traitement antisyphilitique pendant la grossesse.

Comme le père, si c'est elle qui apporte la syphilis.

TRAITEMENT MERCURIEL. — Soit frictions mercurielles (J. Comby).

Onguent napolitain. . . . . . 30 grammes.

2 ou 3 fois par semaine, frictions sur les parties latérales du thorax, sous les aisselles, sur la partie interne des cuisses ou dans le creux poplité, les reins, en alternant, avec gros comme un pois de la pommade (0 gr. 50 à 1 gr.) après savonnage soigneux du lieu d'application.

Chez les tout petits, pour ménager la susceptibilité de la peau, substituer à l'onguent napolitain ou double, l'onguent gris ou simple ou la formule de pommade au calomel de M. Julien :

Vaseline . . . . 6 grammes.
Lanoline . . . . 4 —
Calomel . . . . 1 gramme.

ou la préparation connue sous le nom de Vasogène mercurielle. (Wattez, thèse, Paris).

Soit bain au sublimé.

Bichlorure de mercure . . . 0,50 par année d'âge
Alcool . . . . 5 à 10 grammes.
Eau distillée . . . . . . 50 grammes.

A verser dans l'eau du bain, dans une baignoire émaillée ou de bois, de capacité d'enfant.

Durée du bain une demi-heure. Un bain chaque jour ou tous les deux jours.

Ou bien à dose plus forte :

Bichlorure de mercure.. . . .	4 grammes.
Chlorhydrate d'ammoniaque. . .	3 —
Alcool	25 —

Pour une baignoire de 60 à 80 litres.

(J. SIMON, J. COMBY, BLACHE.)

Soit emplâtre au calomel ou *Cure de Quinquaud*.

La formule de l'emplâtre au calomel employée à l'hôpital Saint-Louis par Quinquaud est la suivante :

Emplâtre diachylon des hôpitaux.	3.000 parties.
Calomel à la vapeur.	1.000 —
Huile de ricin..	300 —

Etendre sur des bandes de la longueur et de la largeur habituelle aux rouleaux d'emplâtre, de sorte que chaque décimètre carré contient environ 1 gr. 20 de calomel.

S'assurer à l'avance que l'emplâtre collera et adhérera bien à la peau.

Arrondir les coins et appliquer, après avoir légèrement fait ramollir au besoin, une bande de 10 cm. sur 15 cm. et même de 20 ou 30 cm., soit en demi ceinture, en avant ou en arrière, soit latéralement à droite ou à gauche. La peau sous-jacente aura été bien nettoyée au préalable, puis séchée.

En même temps qu'à l'enfant, on peut appliquer un emplâtre à la mère qui allaite.

Changer chaque semaine.

Soit par la voie buccale sublimé en solution.

Liqueur de Van Swieten	60 grammes.

en provision.

XXII gouttes correspondent à un milligramme de sublimé.

Débuter par **une goutte par mois d'âge**, dix gouttes

à un an, mais augmenter rapidement jusqu'à une demi-cuillerée à café à six mois et plus au besoin.

Donner 20 jours, reposer 10 jours.

Ou bien une solution un peu plus faible :

```
Bichlorure de mercure. . . .   .   0,04.
Chlorure de sodium. . . . . .   }
Chlorhydrate d'ammoniaque . . .   } ââ 0,01.
Eau . . . . . . . . . .   60 grammes.
```

Si l'on adopte le sirop de Gibert, on formule :

```
Sirop de Gibert . . . . 60 gr. en provision.
```

Une *demi-cuillerée à café par année d'âge*, ou un peu plus, 3/4, très rarement, une entière par année d'âge.

Soit injections hypodermiques, principalement dans les cas urgents où l'on doit agir vite, accidents céré-braux, etc.

Par exemple :

```
Benzoate de mercure. . . . .   0,02.
Chlorure de sodium. . . . .   0,006.
Eau stérilisée. . . . . . .   q. s. pour 10 cc.
```

Une demi-seringue par année d'âge, parfois plus ou solution plus forte, une injection tous les 2 jours, ou tous les jours suivant les cas.

Ou bien, le biiodure d'après la formule de M. Panas, modifiée pour les enfants.

```
Biiodure de mercure. . . . .   0,002.
Huile d'olive stérilisée. . . . .   1 cc.
```

Injection intramusculaire, 1/4 de seringue par année d'âge jusqu'à 4 ans.

On peut parvenir à pratiquer des injections sous-cutanées, moins douloureuses, sans nodules post-opératoires avec la formule de Chevretin,

```
Biiodure de mercure. . . . .   0,002.
Iodure de potassium. . . . .   0,002.
Eau . . . . . . . . . .   1 cc.
```

Dissoudre l'iodure dans très peu d'eau, 1/10 de centimètre cube environ, pour avoir une solution iodurée très concentrée, le biiodure s'y dissout.

Injecter 1/4 de seringue par année d'âge jusqu'à 4 ans.

Pour ces diverses injections on trouve des *ampoules* toutes préparées dans le commerce, celles de Ducatte, par exemple.

On a prescrit des préparations plus chargées :

Huile d'olive	1.000 grammes.
Biiodure d'hydrargyre	4 —

Un centimètre cube renferme 0,004 de biiodure ; on peut injecter 2 à 4 milligrammes tous les deux ou trois jours :

De même la solution aqueuse de Schwab :

Biiodure d'hydargyre	0,05 centigr.
Iodure de sodium.	0,05 —
Eau distillée.	10 cc.

Un centimètre cube renferme 5 milligrammes de biiodure ; on injectera chaque jour, pendant dix jours, une seringue de Pravaz.

Contre le Coryza des nouveau-nés.

1º Déboucher les narines en introduisant dans les cavités un pinceau imbibé d'huile d'amandes douces.

2º Chaque jour, 3 ou 4 fois :
Instiller (*pas de lavages, ni d'injections d'aucune sorte*) au moyen d'un compte-gouttes, 4 à 5 gouttes de la solution :

Eau oxygénée à 12 volumes. . . .	10 cc.
Eau stérilisée	40 cc.

Ou bien :

Eau oxygénée à 12 volumes.	40 grammes.
Bicarbonate de soude.	1 gramme.
Eau bouillie tiède	200 grammes.

3° Entre ces instillations, badigeonner les parois des cavités nasales avec la pommade suivante :

Vaseline	10 grammes.
Calomel	1 —

Ou instiller huile de vaseline stérilisée.

Ou bien :

Huile de vaseline.	50 grammes.
Menthol	0,50 à 1 gr .

Ou :

Huile de vaseline.	20 grammes.
Résorcine	0,15 centig.
Menthol	0,05 à 0,10 c.

Le menthol cause un peu de douleur.
Ou :

Huile d'olive stérilisée.	50 grammes.
Eucalyptol	1 gramme.

Ou :

Huile d'olive stérilisée.	50 grammes.
Goménol	5 —

Ou même additionner de vaseline solide :

Vaseline	30 grammes.
Résorcine	0.25 centigr.
Acide borique	4 grammes.

Ou :

Vaseline blanche borique à 10 % .	20 grammes.
Poudre de benjoin.	} 2 —
Tannin	

Gros comme un pois, dans chaque narine, deux fois par jour.

N'introduire ni coton, ni instrument dans les narines. Déposer le liquide (avec un compte-gouttes, une cuiller à café ou avec une seringue) et faire aspirer.

3º *Lors d'ulcération*, après nettoyage, insuffler :

Iodoforme	1	gramme.
Benjoin	3	grammes.
Acide borique	10	—

(LERMOYEZ).

Ou bien :

Sous-nitrate de bismuth.	}	ãã 7 grammes.
Talc		
Benjoin		
Acide borique	ãã 2	—
Tannin		

(P. GASTOU).

Contre la difficulté de têter :

4º Cinq minutes avant chaque têtées, instiller 3 à 4 gouttes de :

Chlorhydrate d'adrénaline. . . .	0 gr. 001.	
Eau	10 grammes.	

Tuberculose.

Traitement. — 1º Matin et soir, *friction* sur le corps avec un vinaigre aromatique, par exemple :

Vinaigre blanc	300 grammes.	
Essence de térébenthine. . . .	1 gramme.	
Alcoolat de thym	)	
— de girofle		
— de lavande . . .	} ãããã 2 grammes.	
— de romarin. . . .	)	

au gant de crin doux ou au gant de flanelle.

Ou encore :

Vinaigre blanc	300 grammes.
Alcoolat de lavande	
— de romarin	ἀἀἀ 2 grammes.
— de Fioraventi	

Ou bien avec tout autre vinaigre ou eau de toilette, eau de lavande, eau de Cologne, etc. Au besoin, *lotions froides* rapides.

2º *Cure d'air, vie calme à la campagne*, en plein air. Instruction faite à la maison, programme très restreint. Pas de tension d'esprit prolongée. Leçons de choses, péripatétisme. Projets d'avenir dirigés vers une profession rurale ; séjour de préférence dans les bois, de pins, d'eucalyptus, à l'atmosphère balsamique ; à la montagne pour les uns (Dax, Pau, Cambo, Arcachon ou l'Auvergne, le Jura, les Vosges) ; l'été, à la mer pour les autres, à Biarritz, Royan, Roscoff, Dieppe, Berck, etc., parfois combiné avec une *cure hydro-minérale* : La Bourboule, Mont-Dore, Allevard, Bagnères-de-Bigorre, Cauterets, Eaux-Bonnes, Saint-Honoré, Amélie-les-Bains, Saint-Sauveur, pour les principales stations.

3º *Gymnastique respiratoire*. Chaque jour une ou deux séances de 5 à 10 minutes.

4º Au point de vue local :
Révulsion sur la région des sommets à l'aide de teinture d'iode, alternativement du côté droit puis du côté gauche, en avant puis en arrière, sans entamer la peau.

En cas d'irritation trop vive, graisser légèrement avec de la vaseline boriquée, et saupoudrer avec du talc ou un mélange à partie égale de talc et d'oxyde de zinc.

Au besoin pointes de feu très superficielles.

5º Comme *médicaments* proprement dits :
Huile de foie de morue, blanche, simple, à fortes doses,

suivant les susceptibilités individuelles, jusqu'à la dose de six cuillerées à bouche dans une journée.

Chez les jeunes sujets qui n'acceptent pas volontiers l'huile en nature on offre une préparation agréable soit :

```
Café torréfié . . . . . . . .      1 partie
Alcool . . . . . . . . . .          3 parties.
```

Agiter ensemble et laisser en contact.
Filtrer ; au filtrat ajouter :

```
Saccharine à saturation.
```

Mélanger avec :

```
Huile de ricin. . . . . . . .       1 partie.
Huile de foie de morue. . . . .     1/2 partie.
```

Ajouter :

```
Essence de cannelle de Ceylan. . .   2 %
```

A ce mélange ajouter :

```
Huile de foie de morue. . . . .     10 parties %
                                    (KREYTSCHY).
```

Soit :

```
Huile de foie de morue. . . . . . 2400 grammes.
Café torréfié moulu. . . . . .      20    —
Noir animal . . . . . . . .         10
```

Chauffer 1/4 d'heure à 60° dans un récipient fermé, Laisser macérer quelques jours en agitant plusieurs fois. Filtrer.   (*Répertoire de pharmacie*).

On peut la faire absorber en la mélangeant à un liquide mousseux par exemple :

```
Poudre de gomme   arabique . . .  ⎫
    —     de réglisse . . . . . . ⎬  aaa
    —     guimauve . . . . . . .  ⎭
    —     lactose . . . . . . .   q. s.
Essence d'anis ou vanille.
```

(BOISSEL, Gaz. des Sc. méd. de Bordeaux).

L'huile est comme enrobée par la mousse, d'où absence de goût.

Ou :

Huile de foie de morue.	150 grammes.
Essence d'eucalyptus	II gouttes.
	(Duquesnel).

goût et odeur sont masqués.

Ou bien prescrire une émulsion d'huile de foie de morue crémeuse, comme celle-ci :

Huile de foie de morue.	500 grammes.
Sucre tamisé fin.	190 —
Gomme arabique pulvérisée. . . .	500 —
— adragante pulvérisée	5 —
Infusion de café.	200 —
Rhum, kirsch ou curacao. . . .	60 à 100

Ou cette émulsion :

Huile de foie de morue	100 gr.
Solution de lactophosphate de chaux à 50 °°/₀₀	150 —
Sirop de lactophosphate de chaux à 50 °°/₀₀	350 —
Gomme adragante	5 —
Alcoolature de zestes de citron. . .	20 —

2 à 3 cuillerées à café par jour.

Ou encore :

Eau de chaux.	430 grammes.

Ajoutez :

Huile de foie de morue.	100 gr.

Agitez et ajoutez :

Glycérine	50 grammes.
Teinture de cannelle.	20 grammes.

(Tonneau. *Archives médicales belges*, septembre 1902)

2

5° encore cette formule d'huile aromatisée :

Huile de foie de morue. . . .	1.000 grammes.
Essence de citron.	5 —
Essence double de néroli.	2 —
Essence de menthe anglaise. . . .	1 —
Vaniline	0,10 centigr.
Coumarine	0,01 —
	(DIETRICH).

On dissout les deux dernières substances dans les essences à faible chaleur et ce n'est qu'après qu'on mélange le tout à l'huile de foie de morue.

Ou :

Huile de foie de morue.	86 grammes.
Sirop de réglisse.	10 —
Ether	4 —
	(DIETRICH).

Ou bien, d'après la formule de M. le Dr G. Carrière (de Lille) :

Huile de foie de morue blanche. . .	1 litre.
Lécithine pure	4 gr. 10.

Trois à six cuillerées à bouche au moment des repas, chaque jour, par entraînements progressifs.

Diminuer ou cesser momentanément, s'il y a anorexie par dégout ou diarrhée par indigestion.

Principalement pendant l'été :

Lait	une petite tasse.
Gros sel de cuisine.	une pincée.
Lécithine	0,10 à 0,20 centig.

Donner 2 fois par jour, le matin et au goûter, comme boisson. Ou bien la *décoction de céréales*.

Parfois s'en tenir là.

On peut recourir aux préparations tanniques. Chez l'enfant on doit donner 0,15 à 0,25 centigrammes de tannin par année d'âge environ. Le tannin en nature, n'est pas maniable chez l'enfant.

Quelques fruits renferment du tannin, en quantité plus ou moins forte : le *coing* en compotes, confitures, et surtout la gelée *de coings*, le *Cotignat d'Orléans*, pâte consistante ; le sirop de coings des pharmacies est peu chargé en tannin.

L'airelle ou *myrtille*, de même en compotes ; les nèfles, les *figues de barbarie* et les *kakis* du Japon, à maturité complète, en nature ou en confitures ; le cacao, surtout utilisé sous forme de chocolat, le café, le thé surtout.

Parmi les produits pharmaceutiques, les *feuilles de noyer*, en *décoction* qu'on administre après édulcoration la *tisane* de feuilles de noyer, presque aussi agréable que le thé, avec 10 grammes pour un litre d'eau ; on édulcore avec du miel ou du sirop de noyer.

Le *sirop de noyer* est fait avec :

Extrait de feuilles de noyer. . . . 10 grammes.
Sirop simple . . . . 190 —
(NEGRIER).

2 ou 3 cuillerées à café chez les enfants ; chez l'adulte on a donné jusqu'à 60 grammes.

La série des roses, rose pâle, rose à cent feuilles (Rosa centifolia), rose de Damas (Rosa damascena), rose musquée (Rosa moscata), mais surtout la *rose rouge* ou *de Provins* (Rose gallica), peuvent servir de préparations tanniques, soit en simple infusion à 2 0/00, soit sous forme de préparations officinales, conserves de roses rouge, miel rosat.

Les conserves de roses rouges contiennent :

Pétales de roses rouges de Provins. . 25 grammes.
Eau distillée de roses. . . . . . 50 —
Sucre pulvérisé. . . . . . . 200 —

Le miel rosat ou miellite de roses rouges :

Pétales de roses rouges. . . . . 500 grammes.
Eau bouillante . . . . 3.000 —
Miel blanc. . . . . 3.000 —

En Orient on confectionne des confitures de roses, dans nos confiseries on trouve des pétales de roses enrobées de sucre granité.

Les *cynorrhodons* donnent une conserve très astringente. On en fait des confitures, très répandues en Alsace.

Le fruit des ronces, les *mures*, sont utilisés de même.

Si on y adjoint le *phosphate de chaux* en nature ou sous forme de phosphatine, d'ovo-lécithine, sirop d'hypophosphite de chaux de Churchill, etc., et les *préparations arsénicales*, sous forme de médicaments ou d'eau de La Bourboule, on aura à peu près le bilan des médicaments généraux.

L'état local peut créer des indications du moment et nécessiter l'emploi d'autres agents, *créosote* et ses dérivés, *gayacol, créosotosol, eucalyptus*, etc.

Pour que les phosphates soient réellement utilisés, il est nécessaire de les prescrire sous forme de sels organiques, glycérophosphate (neurosine ou autres granulés), lécithine.

Les céréales, les légumineux en renferment de grandes quantités bien assimilables ; le jeune d'œuf, les cervelles, le riz, la laitance et les œufs de poisson, les testicules de volaille de même.

1º *Régime alimentaire* (enfant de 8 ans) { Viande crue.... 100 gr. { Suc musculaire. 150 gr.

A. — *Petit déjeuner*, à 7 heures :

Panade { de biscotte ou autre produit analogue ; pain { de légumine, etc. { de pain grillé.

Bouillie avec lait et
   œuf frais.......
{
de farine fine d'avoine
   ou d'avoine maltée.
de farine de mais.
de fleur de lentille (revales-
   cièie).
de crème de riz, d'arowroot.
de phosphatine, de racahout
et farines diverses, etc.
}

Ou bien :

1 œuf à la coque, mollet.
1 tranche de jambon cru fumé.
Pain, beurre.
1 tasse de lait ou thé léger ou chocolat, décoction de
   glands doux torréfiés (tannique).

B. — A 10 heures :

Pain et beurre.
Suc de viande, lait ou thé léger.

C. — *Déjeuner*, midi :

Viande crue pulpée.

Légumes *farineux* avec 1 jaune
   d'œuf mêlé.................
(purée ou soufflé)
{
pommes de terre.
haricots.
pois, fèves.
lentilles roses.
riz, sagou.
}

Pâtes alimentaires : macaroni, nouilles, lazagnes,
ravioli, spagetti, etc.
   Fonds d'artichauts en purée (tannique).
   Entremets sucrés.
   Fromage à la crème ou gruyère.
   Fruits, gâteaux bien cuits, etc.
   Confitures de mûres, de coings, nèfles, kaki du
      Japon, etc.
   Vin léger ou bière faible, ou extrait de malt addi-
tionné d'eau.

Infusion chaude après le repas, tilleul, feuilles d'oranger de noyer.

Repos après le repas.

D. — *Goûter*, 3 h. ½, 4 heures.

Suc de viande, pain et beurre.

Ou :

Viande crue pulpée sur du pain et beurre additionné de sel, ou bien en boulettes sucrées (conserve de Damas).

Lait ou thé léger.

E. — *Dîner*, 7 heures ou 7 h. ½ ·

Potage tiède, gras ou maigre, avec *viande crue pulpée*.

(Tapioca, vermicelle, jus de carotte, etc.)

Œufs préparés de différentes manières............... à la coque. / pochés. / brouillés. / omelette { simple. / au jambon. / soufflée.

Ou :

Cervelle, riz.

Légumes variés.

Dessert : Confitures de cynorrhodons, compotes astringentes, compotes d'airelles, etc.

Vin léger ou bière faible, ou extrait de malt additionné d'eau, vin de peptone glycérophosphaté Catillon.

En somme, alimentation copieuse, *suralimentation* dans laquelle entreront comme éléments principaux, *viande crue* (pulpée et suc musculaire), *œufs, graisses, farineux*, mais *pas de viande cuite* d'aucune sorte (Josias).

II. — INFECTIONS ET FIÈVRES ÉRUPTIVES

Coqueluche.

Ni sérum, ni vaccin encore.

PROPHYLAXIE. — La seule prophylaxie est l'*isolement* des coquelucheux et l'éloignement de tout autre enfant, et ce a *dès les premiers symptômes.*

Du reste, *tout enfant qui n'a pas eu la coqueluche et qui tousse surtout un peu spasmodiquement est suspect de coqueluche.*

TRAITEMENT. — 1º Période catarrhale :

Ipéca. Certains auteurs ont noté les bons effets d'un *vomitif* donné au début.

Dans ce cas : soit l'ipécacuanha seul, pour les petits, soit associé au tartre stibié chez les plus grands.

Ainsi :

> Poudre d'ipécacuanha . . 0,50 centigr. par année d'âge.

à prendre en trois ou quatre fois à 6 à 8 minutes d'intervalle, eau tiède pour faciliter les vomissements.

Cesser l'administration dès que ceux-ci se produisent sans finir ce qu'il reste d'ipéca.

Le sirop Desessart agit par son ipéca.

Benzoate de soude.	1 à 3 grammes.	
Eau de fleurs d'oranger.	10	—
Eau de tilleul.	70	—
Sirop de Desessarts.	30	—

(JOSIAS).

Une cuillerée à café toutes les heures.

Après les vomissements, infusions de thé ou de café.

SCILLE. Dans un ordre d'idée analogue, modification de la muqueuse bronchique, on a utilisé la *scille* soit sous forme d'oxymel, soit teinture :

Teinture de scille.	0,15 à 0,20 centigr. par année d'âge.
Sirop de café. . . . . Sirop de fleurs d'oranger. . .	} ââ 30 à 40 grammes.

par cuillerée à café toutes les heures environ ½ ou deux heures.

Bons résultats avec l'*oxymel scillitique* aux doses quotidiennes de : xx à xl gouttes pour les enfants au-dessous d'un an, de 4 cuillerées à café à trois ans, de 6 à 7 cuillerées à café aux enfants de quatre ans et au-dessus (Josias).

Ou :

Soufre doré d'antimoine.	0,50 centigr.
Mucilage de gomme.	20 grammes.
Eau distillée	50 —
Sirop simple	20 —

par cuillerées à café toutes les heures ou toutes les deux heures (Liebermeister).

La teinture de *lobélie* (*lobelia inflata*) ou de *grindelia robusta*, de *drosera rotundifolia*, toutes trois à 1/5 ont une certaine action à la dose de *trois gouttes* environ par année d'âge en trois ou quatre fois dans les 24 heures.

On peut mêler la dose nécessaire à du lait, de l'eau sucrée, etc., ou les incorporer dans une potion.

Teinture de drosera. . . .	III goutttes par année d'âge
Looch huileux	60 à 80 grammes.

par cuillerée à café ou à dessert toutes les deux heures.

Teinture de grindelia robusta. . .	X à XX gouttes.
ou teinture de drosera rotundifolia. .	Suivant l'âge.
Sirop de belladone.	5 grammes.
Looch blanc.	Q. S. pour 90 grammes.

prendre dans les vingt-quatre heures.

2º PÉRIODE SPASMODIQUE. — *Bromure de potassium*, 0,25 à 0,30 centigr. par année d'âge jusqu'à 3 ans, ensuite environ 0,40 à 0,50 par année d'âge en 24 heures

Bromure de potassium	8 grammes.
Teinture de valériane.	8 —
Eau distillée.	250 —

VARIOT.

Jusqu'à 2 ans : 3 cuillerées à café. — De 2 à 5 ans, 3 cuillerées à dessert ou le sirop de bromure de H. MURE. Jusqu'à dix ans : 3 cuillerées à soupe.

Antipyrine	âā 2 grammes.
Chlorhydrate basique de quinine. .	
Glycerrhyzine	1 gr. 50.
Eau distillée de laurier-cerise. . .	5 à 10 gr.
Julep gommeux	110 à 115 gr.

une cuillerée à soupe trois fois par jour.

CARRIÈRE (de Lille).

On modifie les doses à administrer pour l'*antipyrine*, 0,15 à 0,20 centigrammes par année d'âge jusqu'à 3 ans et plus tard de 0,30 à 0,50 par année d'âge en 24 heures.

Pour éviter l'action de l'antipyrine sur l'estomac, on peut prescrire :

Antipyrine	âā 1,50 à 2 grammes.
Glycerrhyzine	
Eau de Vichy.	120.

Eau-de laurier-cerise à la dose de 1 gr. par année d'âge après 3 ans, 0, 50 à 0,60 avant.

Phénol. — Dans les cas graves, administrer à l'intérieur le sirop suivant :

Acide phénique	0 gr. 10
Bromure de sodium.	3 gr.
Teinture de belladone.	20 gouttes.
Sirop de goudron.	100 gr.

2*

F. S. A. — A donner toutes les deux à trois heures, une cuillerée à café (enfant de trois à quatre ans).

Bromoforme. Voici deux formules d'*émulsion* assez semblables :

Bromoforme	XLVIII gouttes.
Huile d'amande douce.	20 grammes.
Gomme arabique.	15 —
Eau de laurier-cerise.	4 —
Eau q. s. pour faire.	120 c. cubes.

(MARFAN).

Mêler le bromoforme à l'huile, puis ajouter le reste. Une cuillerée à café renferme deux gouttes de bromoforme. Dose quotidienne : cinq gouttes par année d'âge, mais suivant les cas, on pourra arriver progressivement à la doubler. On devra administrer en trois fois cette dose quotidienne.

On règlera l'ordonnance à *quatre gouttes* par jour et par année d'âge, surtout après un an, données en trois ou quatre fois. Avant un an être un peu réservé et même chez les grands ne pas dépasser un gramme en 24 heures.

L'autre formule est la suivante :

Bromoforme	2 à 3 grammes.
Huile d'amande douce.	30 —
Gomme arabique pulvérisée. . . .	20 —
Sirop d'écorce d'orange amère. . .	60 —
Eau q. s. pour faire.	250 —

Ou simplement :

Bromoforme	X gouttes.
Alcool	3 à 5 grammes.
Eau	100 —
Sirop	10 —

(STEPP).

Belladone. — Vieux et bon médicament.
Correspondance des préparations belladonées du Codex.

```
Extrait  . .  .   .   .   .    .    .    0 gr. 002
Teinture  alcoolique.  .   .   .   .    II gouttes.
Sirop . .  .   .   .   .   .   .    .    2 grammes.
```

C'est à peu près la dose nychtémérale par année d'âge, surtout après 2 ans, fractionnée en trois ou quatre prises.

Voici une formule composée :

```
Extrait de belladone.  .   .   .   .   .    0 gr. 50
Sirop d'ipéca. .   .   .   .   .   .   .    25 gr.
Vin stibié. .   .   .   .   .   .   .   .    10 —
Eau  distillée. .   .   .   .   .   .   .   150 —
                              (LIEBERMEISTER).
```

2 à 6 cuillerées à café dans la journée.

Il est possible, lorsqu'on prolonge longtemps le médicament, d'en augmenter beaucoup la quantité, d'une façon même vraiment colossale, mais *toujours commencer par une dose très minime* pour tâter la susceptibilité individuelle, puis *élever progressivement et rapidement la dose d'une fraction minime elle-même* à chaque augmentation.

On peut s'y prendre de diverses façons, en particulier prescrire ainsi :

```
Teinture de belladone.  .   .   .   .  I goutte  ⎫ par année
   ou sirop. .   .   .   .   .   .   .   1 gramme ⎭  d'âge.
Julep gommeux, ou sirop de fleurs
   d'oranger, ou même eau pure.  .  30 grammes.
```

Chaque cuillerée à café contient donc 1/6 de *goutte de teinture* ou 1/6 de *gramme de sirop*.

Donner toutes les 3 heures une cuillerée à café la première journée.

La seconde journée :

```
Teinture de belladone.  .   I goutte  ⎫ par année d'âge.
   ou sirop de belladone .  1 gr.     ⎭
Julep, ou eau, ou sirop.  .  25 gr.
```

Donner toujours une cuillerée à café toutes les 3 heures, ce qui fait par cuillerée à café 1/5 de goutte.

Le 3ᵉ jour on diminue l'excipient encore de 5 gramme et ainsi de suite, puis on reprend avec deux, trois, etc., gouttes.

Il est plus commode, avec ce procédé, de donner la teinture de belladone ou sirop en provision et de laisser faire le mélange par la famille.

Si l'on ne croit pas pouvoir en confier la confection à personne, on fait augmenter la quantité du mélange, par exemple :

Teinture de belladone.   . 1 goutte ⎫
    ou sirop de belladone   . 1 gramme ⎬ par année d'âge.
Julep, sirop ou eau   .   . 30 grammes. ⎭

ou bien une formule avec toutes les quantités doubles ou quadruples pour plusieurs jours.

Le 1ᵉʳ jour, toutes les trois heures, un ecuillerée à café (ou moins, surtout au-dessous d'un an, malgré la réduction proportionnelle).

Le 2ᵉ jour. . . . . une cuillerée à café + 1/5.
Le 3ᵉ jour. . . . . une cuillerée à café + 1/4.
Le 4ᵉ jour. . . . . une cuillerée à café + 1/3.
Le 5ᵉ jour. . . . . une cuillerée à café + 1/2.
et ainsi de suite.

Au besoin, élever 2 *fois la dose en une même journée, dans le cas à quintes multiples,*

Petit à petit, et en surveillant, on arrive à des doses phénoménales de 1 goutte par mois et x gouttes par année d'âge répétées chaque 3 heures.

Aux doses un peu fortes, on attire par écrit l'attention des parents sur les phénomènes de saturation et on libelle : surveiller les rougeurs du corps et spéciale ment de la face, la sécheresse de la bouche et de la gorge, la dilatation des pupilles.

Pas de signes d'intolérance, ou d'une façon très fugitive. S'ils se produisent, éloigner un peu la prise, de 4 heures, par exemple, ou abaisser très légèrement la dose. D'accidents, d'incidents même pas.

Bien entendu, ces *doses extrêmes* ne sont *pas nécessaires dans tous les cas*. S'arrêter dès qu'un résultat satisfaisant est obtenu.

Formule un peu plus compliquée :

Teinture d'aconit	X gouttes.
Teinture de belladone.	X gouttes.
Eau de laurier-cerise.	3 grammes.
Sirop de tolu	20 —
— de violettes	20 —
Infusion de tilleul.	100 —

une cuillerée à café toutes les deux heures.

Opium : à réserver aux enfants un peu grands.

AUTRES. — Il y a encore bien d'autres modes de traitement de la coqueluche. méthodes directes par badigeonnages à la *cocaine* (Labric), à la *résorcine* (Montcorvo.

Inhalations : *Iodure d'éthyle, naphtaline, gaz d'éclairage, formol* (Bardet, Ch. Amat,) ; au moment des quintes mettre sous les narines de l'enfant :

Ether iodhydrique.	3 à 5 grammes.

Dans un flacon à large ouverture.

Thymol. Voici une autre formule d'inhalation.

Thymol	1 gramme.
Acide phénique	15 —
Essence de sassafras.	
— d'eucalyptus.	
Goudron	} aa 50 —
Essence de térébenthine . . .	
Ether	3 —
Alcool . . . . q. s. p. f.	100 —

F. S. A. — Verser 30 gouttes environ sur un mouchoir que vous mettrez autour du cou de l'enfant ;

2 **

renouveler l'application toutes les deux ou trois heures. Evaporer sur un réchaud, dans la chambre.

Acide thymique	1 gramme.
Teinture d'eucalyptus	} aa 30 —
Teinture de benjoin.	
Alcool à 95°	100 —
Eau	Q. S. pour un litre.

de temps en temps placer l'enfant sur cette mixture bouillante.

Phénol. (L. Baumosel) Pulvérisation phéniquée faite à une distance de 1 mètre à 1 m. 50 de la tête de la malade, avec une solution à 25 % 3 fois par jour : le matin, à midi et le soir.

Acide phénique	2 grammes.
Menthol pur	1 —
Eau distillée	200 —

Faire respirer 2 à 4 fois par jour 25 grammes de cette solution.

ou :

Ether sulfurique	4 grammes.
Essence de térébenthine	1 —

(LIEBERMEISTER).

Exceptionnellement, on a donné du *chloroforme* au moment d'une quinte prolongée ou trop répétée, subintrante.

La quantité des remèdes n'est pas la qualité. Comme remarque générale, il faut rappeler que la *médication* de la coqueluche devra être aussi bien et quelquefois plus *nocturne* que diurne, par suite de la tendance des quintes à se multiplier la nuit.

Contre les complications pulmonaires, prophylaxie :

Désinfection de la bouche, du nez et des premières voies aériennes.

Deux fois par jour : grandes irrigations de la bouche

avec de la liqueur de Labarraque en solution à 25 p.
1000 avec une solution boriquée ou phénosalylée.

Deux fois par jour : instillations nasales d'*huile
mentholée* à 1 pour 200, à chaque fois la valeur de
quelques gouttes à une ½ cuillerée à café dans chaque
narine ou résorcine, ou goménal a 1 p. 100 ou 50.

Erythème noueux, polymorhe, contusi-forme, etc.

1° *Faire garder le lit à l'enfant,* tant qu'il y a des
éléments éruptifs aux jambes et qu'il en reparaît.

Envelopper les jambes à l'*ouate* et les bras, s'il y a
aussi des nodosités.

2° *Bains tièdes* ou un peu chauds, simples ou antiseptiques, ou *lotions.*

3° Au niveau des efflorescences.

Soit *badigeonnages* avec le salicylate de méthyle ou
un autre éther salicylé, salicylate d'amyle, de propyle,
ulmarène.

ou bien des onctions avec :

Salicylate de méthyle.	5 grammes.
(d'amyle ou de propyle).	
Essence de lavande.	III gouttes.
Vaseline blonde.	} àà 15 grammes.
Lanoline	

ou bien :

Acide salicylique	0,30 à 0,50 centig.
Oxyde de zinc.	5 grammes.
Sapolan	25 —

ou :

Lanoline	20 grammes.
Vaseline	15 —
Huile d'amandes douces.	5 —
Oxyde de zinc.	20 —
Essence de menthe.	I goutte.

ou le glycérolé tartrique (de Molènes).

Au cas de vésicules rompues ou d'excoriation, poudrer avec :

Poudre de talc de Venise. . . .	} ââ 115 grammes.
Oxyde de zinc.	
Poudre de benjoin.	20 —

ou passer au *liniment aléocalcaire* additionné d'acide *benzoïque*, d'acide *borique* ; envelopper d'ouate.

Puis : emplâtre à l'oxyde de zinc ou emplâtre de Vigo appliquée en petits carrés.

Pour empêcher les vésicules de se rompre, poudrage avec :

Oxyde de zinc.	} ââ 100 grammes.
Sous-nitrate de Bismuth. . . .	
Alun	50 —

ou :

Poudre pure d'écorce de chêne. . .	150 grammes.
Poudre fine de quinquina. . . .	80 —
Poudre de benjoin	20 —

Au cas d'érosions buccales : collutoire avec :

Borax	2 grammes.
Glycérine	20 —
Essence de menthe.	I goutte.

4° *Purgatif*, soit :

Huile de ricin, 2 gr. à 2 gr. 50 par année d'âge.

ou :

Calomel, a gr. 05 par année d'âge.

5° *Asepsie et antisepsie intestinale.* — Soit simplement le charbon végétal en poudre, en nature ou granulé.

Benzo-naphtol, 0 gr. 20 à 0 gr. 40 centigrammes par année d'âge.

6° *Régime lacto-végétarien* :

7° Au point de vue médicamenteux :

Iodure de potassium à haute dose, au besoin progressivement jusqu'à 0,50 par année d'âge.

8º En cas d'état général, d'état fébrile, une potion analogue à la suivante, modifiable selon les indications du moment et les cas particuliers.

Extrait de quinquina.	. 0 gr. 25 à 0,30	
Salicylate de soude.	. 0 gr 25 à 0,30	par année
Benzoate de soude.	. 0 gr 60 à 1gr.	d'âge.
Teinture de scille.	. . 0 gr. 15 à 0 gr. 20.	
Teinture de cannelle.	. ɪ 0 gr 30 à 0gr. 50.	
Julep gommeux	40 à 60, selon l'âge	

A donner en totalité dans les 24 heures, par cuillerée à café, à dessert, toutes les 2 heures environ, soit pur, soit dans un peu de thé ou de grog.

Au besoin, sels de quinine 0 gr. 10 à 0 gr. 15 par année d'âge ; sulfate, bromhydrate, euquinine, salicylate de quinine (Kineurine).

9º Lorsque les éléments éruptifs ont une tendance hémorrhagique, soit :

Perchlorure de fer (solution officinale), III à IV gouttes, jusqu'à V, par année d'âge.
ou bien :

Ergotine.	. . 0 gr. 15 à 0 gr.25 centigr. par année d'âge.
Sirop simple	. 40 à 60, selon l'âge.

Dans les 24 heures, en 6 fois.

ou :

Chlorure de calcium.	. . 0,20 à 0,50 par année d'âge·
Sirop de menthe.	. . . . 40 à 60 gr.

Dans les 24 heures, en 6 fois.

Usage de la gélatine à l'intérieur, pied de mouton, pied de veau, etc. ; inutile de faire des injections de sérum gélatineux.

Il y a des érythèmes polymorphes secondaires, malarique, syphilitique, sérique, etc. Dans ces cas, faire le traitement de la cause ; par exemple, donner les sels de quinine contre la malaria, ceux de mercure et l'iodure contre la syphilis, etc.

Traitement des complications articulaires, cardiaques, pleurétiques, etc.

Traitement de la convalescence.

Cure d'air.

Cure hydrominérale : stations sulfureuses, Allevard Saint-Gervais.

Bains de mer.

Médication ferrugineuse.

Médication arsenicale ; métylarsinate de fer, 0,002 à 0,005 par année d'âge, eau de La Bourboule.

Grippe.

Traitement général :

> Extrait de quinquina.   0,15 centigr.
> Benzoate de soude.   .   0,10 centigr. à 0,15 par année d'âge.
> Julep gommeux . . 60 à 120 grammes.

par cuillarée à dessert ou à bouche, toutes les deux ou trois heures, dans une infusion chaude de thé.

> Extrait de quinquina .   0,15 centigr.
> Teinture de scille . .   0,20   —   par année d'âge.
> Sirop de capillaire . . 60 à 80 grammes.
> Eau de fleurs d'oranger 10 à 20   —

par cuillerée à dessert ou à bouche, toutes les 2 ou 3 heures, avec une infusion chaude de feuilles d'eucalyptus.

Traitement prophylactique des infections secondaires.

Du côté du nez :

Nettoyer l'orifice externe et l'entrée des fosses nasales, aussi loin que possible, à l'aide d'une boulette d'ouate hydrophile trempée dans une solution chaude saturée d'acide borique. Injecter ensuite trois à quatre gouttes, dans chaque narine, de :

Soit :

Huile de vaseline stérilisée.	20 grammes.
Menthol pur.	1 —

ou :

Glycérine.	20 —
Salol.	3 —

ou :

Glycérine.	20 —
Thymol.	0,20 centigr.

II. Du côté de la gorge :

Gargarismes à l'eau boriquée saturée, toutes les 3 heures.

Eau oxygénée à 12 volumes.	3 grammes.
Bicarbonate de soude.	1 —
Eau.	250 —

2 à 3 cuillerées à bouche pour un verre d'eau tiède.

ou :

Borax	2 gr. 50
Teinture de benjoin.	1 gramme
Glycérine.	50 —
Hydrolat de menthe.	147 —

une cuillerée à bouche dans 3/4 de verre d'eau chaude préalablement bouillie.

ou :

Borate de soude.	3 grammes.
Bicarbonate de soude.	2 —
Sirop de mûres.	45 —
Eau distillée bouillie.	450 —

III. Du côté du larynx :

Inhalations avec :

Menthol pulvérisé.	20 grammes.
Baume du Pérou.	25 —
Thymol.	0 gr. 25
Teinture d'eucalyptus.	250 grammes.

(MOURE).

Mettre une cuillerée de ce mélange dans un demi-litre d'eau chaude, pour faire des inhalations par le nez et la bouche, matin et soir, pendant trois à cinq minutes

IV. Du côté des oreilles :

1º Injections chaudes boriquées.

2º Faire tomber quatre ou cinq gouttes du mélange suivant :

Acide borique	4 grammes.
Glycérine	20 —

ou :

Acide phénique neige	0,20 centigr.
Glycérine	20 grammes.

H. G.

Oreillons.

PROPHYLAXIE. — *Isolement* prolongé 15 à 20 jours. Ablutions préalables ou changement de vêtements du personnel qui soigne les malades.

Désinfection des vêtements, des objets mobiliers du malade, du linge de corps. Crachats, salive, recueillis dans des vases contenant du sulfate de cuivre au 20e.

1. — TRAITEMENT GÉNÉRAL. — 1º *Séjour au lit* pour les grands, à la chambre pour les petits, jusqu'après la période fébrile. Isolement.

2º Dérivation du côté de l'intestin, soit par la bouche:

Calomel	
Poudre de scammonnée.	àà 0 gr. 05 par année d'âge.

A jeun, rien de salé, ni d'acide.

Thé léger pendant la purgation ou infusion de tilleul.

Huile de ricin	2 gr. par année d'âge.

Ou tout autre purgatif, soit en lavement,

Glycérine. . .	1 à 3 cuillerées à bouche, selon l'âge.

Ou :

Sulfate de soude.	10 à 15 grammes
Miel de mercuriel.	30 à 60 —
Eau	150 à 250 —

2° *Diète lactée* au début, bouillon, puis :

Alimentation solide dans la mesure possible, liquide dans le cas de déglutition vraiment douloureuse, prise même au chalumeau en cas de constriction des mâchoires. Tout au moins, lait, œufs, bouillon, limonade vineuse.

II. — Traitement local. — 1° *Enveloppement d'ouate.*

2° *Onction* avec :

Baume Tranquille	
Huile de camomille camphrée. . .	ââ 20 grammes.
Huile de jusquiame.	

Ou bien :

Huile chloroformée.	20 grammes.
Laudanum de Sydenham. . . .	1 —

Ou encore :

Laudanum	5 grammes.
Baume tranquille	40 —
Cérat de Galien.	5 —

Ou :

Chlorhydrate de morphine. . . .	0,20 centigr.
Chlorhydrate de cocaine.	0,50 centigr.
Chloroforme	2 grammes.
Vaseline	
Lanoline	ââ 15 —

Ou :

Extrait de belladone.	1 gramme.
Eau distillée de laurier-cerise. . .	10 —
Glycérine neutre.	20 —

En onctions sur les régions parotidiennes, recouvrir d'ouate et de taffetas chiffon.

Renouveler 2 ou 3 fois par jour, selon le besoin.

Ou :

Gaïacol	2 grammes.
Vaseline	18 —

Badigeonnages au camphrosol.

3° *Antisepsie de la bouche et de la gorge.*

Gargarismes, lavages, irrigations à l'*eau boriquée saturée.*

Ou bien :

Eau phéniquée à 1 pour mille.

Ou encore :

Eau thymolée à 0 gr. 25 pour mille.

Ou mieux :

Acide borique	25 grammes.
Acide phénique	1 —
Thymol	25 centigrammes.
Eau	1 litre.

Ou bien :

Gargarisme avec Eau dentifrice.

Ou :

Phénosalyl à 1 pour 1000.

Instillations nasales, au cas où les mâchoires sont trop rapprochées pour le gargarisme, avec :

Huile mentholée au centième.

Ou bien :

Pulvérisations aqueuses au phénosalyl.

III. — TRAITEMENT DES SYMPTOMES. — *A)* Contre l'*hyperthermie.*

1° *Bains froids* à 26°, 25°, 24° et même parfois 20° (chez les enfants un peu grands seulement).

2° *Antithermiques médicamenteux*, surtout quiniques ;

Par la bouche.

Euquinine
Aristochine

Chacune de 0,10 à 0,15 centigr. par année d'âge, avec un peu de sucre vanillé ou dans un julep gommeux de préférence aux autres sels qui sont amers.

Chez les petits,. mêmes doses.

Chez les plus grands, sels de quinine ordinaires, bromhydrate, salicylate de quinine (kineurine), dans un peu de confitures.

Ou bien par le rectum :

Bichlorhydrate de quinine ou chlorhydrosulfate ou bromhydrate.	0,10 à 0,15 par année d'âge.
Beurre de cacao et cire. . .	q. s. pour un suppositoire de 1 gr. 50 à 2 grammes.

Ou encore sous la peau :

Bichlorhydrate de quinine. . . .	1 gramme 50.
Eau distillée et stérilisée	q. s. pour 10 centigr.

Chaque seringue contient 0,15 centigr., selon l'âge, par ¹/ , ½ ou seringue entière, 1, 2, ou 3 fois par jour, ampoules Paillard et Ducatte.

Ou encore, à partir de la seconde enfance :

Salol	0,30 centigr. par année d'âge.
Sirop de menthe. . . .	60 à 80 grammes.

En 3 ou 4 fois la journée. Agiter.

B) Contre une *douleur vive* :

Antipyrine 0,15 à 0,25 par année.

Ou :

Aspirine 0,15 à 0,30 par année.

C) Contre les *phénomènes nerveux*, agitation, insomnie, convulsions, d'abord :

Bains chauds à 37° à 38°, de 10 minutes de durée.
Bains simples ou bains de tilleul.

Maintenir une serviette trempée d'eau froide sur la tête, pour empêcher la chaleur de chauffer la tête.

Ajoutez à la balnéation chaude :

Potions calmantes.

Par exemple :

Bromure de potassium.	.	0,20 à 0,40 par année d'âge.
Eau de fleurs d'oranger	.	20 à 30 grammes.
Sirop de menthe. . .	.	40 à 50 —

En 4 fois dans la journée.

D) *Contre l'orchite* : quand, chez les garçons grandelets la complication est à craindre :

1° Bains tièdes prolongés;

2° Compresses chaudes ou cataplasmes chauds;

3° Onctions avec :

Onguent belladoné simple .

Ou :

Extrait aqueux d'opium. . .	10 grammes.	
Onguent d'althœa	30 —	
Baume tranquille	aa 60 —	
Huile d'amandes douces . . .		

4° Au besoin, saignée locale, au moyen de quelques sangsues appliquées sur le scrotum.

5° Purgatif.

6° Repos au lit jusqu'à cessation ; pour quitter le lit, suspensoir ou mieux, caleçon de bain, avec ouate, pour matelasser et relever les bourses.

Rougeole.

D'après le Dr G. CARRIÈRE (Lille).

PROPHYLAXIE. — Contagion dès le début, même avant l'exanthème ; *très difficile à éviter, même par un isolement précoce.*

a) Dans les familles, isoler des frères et sœurs. Insister *surtout si les frères et sœurs sont en bas-âge ou chétifs* : rougeole terrible au-dessous de 2 ans, chez les enfants débiles et chez les rachitiques *Vie commune seulement 20 jours après le début de la maladie.*

b) Dans une école. Licenciez immédiatement la classe où il y a un cas de rougeole. *L'enfant atteint de rougeole ne rentrera pas avant* 15-20 *jours, et* après désinfection.

c) Dans les hôpitaux, enfants *suspects en un box d'isolement.*

Personnel peu nombreux. Une personne seulement dans la chambre. Avant d'y pénétrer, revêtir une blouse ; en sortant, la quitter, se laver soigneusement les mains après.

Passer les mains à l'alcool, brosser, rincer avec la liqueur de Labarraque au 1/50.

En sortant, se laver le visage avec la même liqueur.

Les produits, *selles, crachats, linges, mouchoirs, ustensiles* d'alimentation ou de toilette, seront jetés dans une solution de *sulfate de cuivre à* 45 °/oo. Brûler ouate ou autres.

IMPORTANCE DE L'ISOLEMENT :
Sur 100 cas de rougeole avec isolement dans la famille, mortalité 15 %.
Sur 100 cas de rougeole sans isolement dans la famille, 45 %.
Sur 100 cas traités à l'hôpital, avec isolement, 17 %.
Décès surtout nombreux dans les quartiers pauvres, surpeuplés.

RÈGLES HYGIÉNIQUES. — *Chambre aussi vaste, aussi aérée que possible.*

Air renouvelé deux fois par jour, le malade préalablement chaudement couvert.

Température 16 à 18°. Craindre le surchauffage : Convulsions possibles.

Chambre peu éclairée. Crainte de photophobie, de complications oculaires, par l'infection conjectivale enfermée sous les paupières fermées.

Sur 100 enfants atteints de rougeole, 9 avec kérato-conjonctivite grave, 8 habitaient des chambres très éclairées.

Vapeurs antiseptiques : pulvérisation au spray, ou réchaud à alcool avec marmite pleine d'eau additionnée d'une cuillerée à soupe de :

Acide phénique.	50	grammes.
Acide thymique .	20	—
Eucalyptol	10	—
Alcool à 90°	100	—

Sans vaporisations, 34 % de broncho-pneumonies de bronchites capillaires, de bronchites graves. Avec pulvérisations, 14 % de complications broncho-pulmonaires seulement.

Ne jamais balayer, ni épousseter à sec, mais avec linge humide.

Lit loin des portes et fenêtres, pas de courants d'air. *Couvrir sans excès.*

RÉGIME ALIMENTAIRE. — Soutenir l'enfant sans trop de fermentations intestinales : régime *lacté absolu ou mitigé.* Un ou deux jaunes d'œufs dans le lait.

Faire boire souvent et beaucoup : limonade citrique, tilleul, infusion de chiendent ou bourrache, décoction de riz, d'orge, ou mieux des céréales, jusqu'à l'entrée en convalescence.

THÉRAPEUTIQUE. — *Désinfectez le nez :* 3 fois par jour, dans chaque narine, quelques gouttes de :

Menthol	0,50	centigr.
Huile de vaseline.	25	grammes.

Fraîchement préparée ; avec l'huile mentholée ancienne, pharyngites possibles.

Désinfectez les yeux : 3 fois par jour quelques gouttes de :

Acide borique.	0 gr. 40
Eau distillée bouillie.	10 grammes.

Désinfectez la gorge : Liqueur de Labarraque au 1/50e, eau oxygénée à 10 volumes neutralisée extemporanément, 3 badigeonnages par jour.

Désinfectez la bouche : Badigeonnages de la langue et de la face interne des joues avec les mêmes antiseptiques, 3 fois par jour, avec addition de quelques gouttes d'eau de Botot. Chez l'enfant assez âgé, gargarisme et lavage de la bouche.

Désinfectez les oreilles : Quelques gouttes d'eau oxygénée, matin et soir, dans le conduit auditif externe.

Désinfectez les voies respiratoires : Vaporisations phéniquées.

Désinfectez l'intestin :

Benzonapthol	2 gr. 50
Glycyrrhizine	1 gramme.
Julep gommeux	150 —

une à six cuillers à soupe par jour pour un enfant de 2 à 10 ans.

Evitez les purgatifs répétés.

Désinfectez la peau : Chaque jour, *grand bain savonneux*, lavage, matin et soir, de la vulve avec la liqueur de Labarraque au 1/50e.

Antisepsie générale : sels de quinine :

Chlorhydrate neutre de quinine. . .	0 gr. 25
Beurre de cacao.	Q. s. p. un supposit.

V. — INDICATION PARTICULIÈRES. — *A*) Contre la *toux* incessante :

Poudre de Dower: 0,04 centigr. par année d'âge et par jour.

soit en paquet dissous dans du lait chaud, soit en potion :

Poudre de Dower	0,10 centigr. à 1 gr
Sirop de tolu.	50 grammes.
Eau de fleurs d'oranger. . . .	100 —

4 cuillers à soupe dans la journée. Chaque cuillerée renferme 0,01 à 0,10 centigr.

B) Contre *stridulisme laryngé.*

1° Compresses imbibées d'eau chaude, recouvertes de taffetas chiffon sur le larynx, laissées en place trois heures et renouvelées ;

2° 1 cuillerée à soupe d'heure en heure, jusqu'à sédation :

Bromure de sodium. . . .	0,50 centigr. à 3 gr.
Teinture de belladone. . . .	II gouttes par année
Sirop de framboise.	50 grammes.
Eau de fleurs d'oranger. . .	100 —

Les jours suivants, trois cuillers à soupe.

C) Contre la *bronchite* très intense :

1° Enveloppement humide du thorax avec de l'ouate imbibée d'eau chaude formant corselet et recouverte de taffetas chiffon.

2° Vomitif :

Sirop d'ipéca	30 grammes.
Poudre d'ipéca.	1 gr. 50

Une cuillerée à café, de cinq en cinq minutes, jusqu'à vomissements, puis eau tiède.

3° Potion :

Poudre de Dower . . . 0 gr. 04	
Oxymel scillitique . . . 5 gr.	par année d'âge.
Sirop de terpine . . . .75 gr,	
Eau de fleurs d'oranger. .75 gr.	

Par cuillerée à soupe dans la journée,

ou encore :

```
Looch blanc du Codex .   .   90 gr.
Oxyde blanc d'antimoine .    0 gr. 03 par année d'âge.
```

D) Contre la *diarrhée,* quelque fois dysentériforme et capable d'accidents. Décoction de riz pendant 24, 36, 48 heures, ensuite antiseptiques intestinaux : tannigène, une demi-cuillerée à café dans du lait chaud, deux fois par jour, ou :

```
Salicylate de bismuth.    0 gr. 30 centigr. par année d'âge.
Benzonaphtol . . .        0 gr. 30      —          —
Elixir parégorique  .        X X gouttes     —
                          (au-dessous de 1 an, V, X, XV
Saccharine . . . .        0 gr. 05 centigrammes.
Julep gommeux . . 120 grammes.
```

E) Contre la *température élevée.* Les antithermiques échouent souvent.

Bain tiède (30 à 37°), toutes les 3 heures, de un quart d'heure à 20 minutes.

F) Calmez l'*excitation nerveuse* : pas de camphre, ni d'huile camphrée, crainte de collapsus.

Mais :

```
Teinture éthérée de musc.    0,20 centigr. par année d'âge.
Hydrate de chloral. . .      0,20     —          —
Sirop de framboises . .      20 grammes.
Eau de fleurs d'oranger .   100     —
```

Contre les *accidents ataxiques.*

Bain chaud à 40°, de un quart d'heure et même d'une demi-heure, toutes les 3 heures, nuit et jour. Chez les enfants de plus de 10 ans, bains tièdes, progressivement refroidis avec précaution, de crainte de collapsus.

Contre les *convulsions* généralisées :

Bain chaud toutes les 4 heures (n'insistez pas si l'enfant a peur, éviter les colères), 3 fois la journée, teinture de belladone. II gouttes chaque fois.

Bottes ouatées ou sinapisées sur les jambes.
Et :

Teinture de belladone   .   .   . III gouttes par année d'âge·
Hydrate de chloral   .   .   .   .   0,20 centigr.   —
Bromure de sodium.   .   .   .   0,30   —   —
Sirop d'écorces d'oranges amères 50 grammes.
Eau   100   —

⸗ A prendre par cuillerée à soupe, en 24 heures.

G) Contre l'*adynamie*.

Bains sinapisés à 37°, jusqu'à rubéfaction intense.
Cataplasmes sinapisés, frictions alcooliques.

Inject:ons sous-cutanées de sérum artificiel (25 à
250 cc.) chaud, et additionné soit d'un demi-centi-
gramme par année d'âge de sulfate de spartéine, soit
de 0,05 centigrammes par année d'âge de caféine, et :

Acétate d'ammoniaque .   .   0,50 centigr. par année d'âga
Liqueur éthérée d'Hoffman.   V gouttes.   —
Sirop de sucre.   .   .   .   20 grammes.
Eau de fleurs d'oranger .   100   —

H) Contre les *hémorrhagies*. Injections de 5 cⁿ. de
sérum gélatiné.

Ou :

Chlorure de calcium .   .   .   0,10 centigr. par année d'âge
Julep gommeux.   .   .   .   120 grammes.

Peut être employée, l'adrénaline.

VI. — CONTRE LES COMPLICATIONS. — A) *Stoma-
tite ulcéreuse* : lavages et badigeonnages à l'eau oxygénée, attouchements des ulcérations avec l'acide picri-
que ou la teinture d'iode.

B) *Angines à fausses membranes* : badigeonnages à
l'eau oxygénée diluée. *Angine diphtérique* : sérum
antidiphtérique.

C) *Croup morbilleux* : compresses imbibées d'eau
chaude sur le larynx.

D) Contre l'*asphyxie imminente*, trachéotomie d'emblée et non tubage. Avec le tubage presque toujours ulcérations laryngées et mort 5/6e des cas. Avec la trachéotomie succès.

E) *Broncho-pneumonie, bronchite capillaire, congestion pulmonaire* : traitement habituel.

F) *Ophtalmie. Instiller* 3 fois par jour dans les yeux une solution de *nitrate d'argent* au 1/100, après avoir bien lavé à large courant avec de l'eau boriquée. A demeure sur les yeux, compresses d'ouate hydrophile imbibée d'eau boriquée et recouvertes de taffetas chiffon.

G) *Otites* : Au moindre trouble du côté du tympan, paracenthèce précoce du tympan.

H) *Vulvites* : lavages antiseptiques, ou, à demeure, compresses imbibées de liqueur de Labarraque au 1/50.

I) *Abcès* : incisez de bonne heure et lavez à l'eau oxygénée.

J) *Complications cardiaques, névrites, localisations médullaires* : traitement de ces affections.

VII. — CONVALESCENCE. — *Au lit* jusqu'à cinq jours après la chute de la température, à *la chambre* pen-après la chute de la température, à *la chambre* pen-dans 8 jours ensuite. Puis sortie avec précaution et le grand air, campagne ou mer.

Alimentation appropriée ; jus de viande, huile de foie de morue simple ou phosphatée, phosphatine, glycérophosphate, neurosine, lécithine, etc.

Continuez la *désinfection générale*, téguments, cavités, pendant cinq jours après la chute de la température.

Tonifier l'organisme, chaque jour 2 cuillerées à soupe de :

Extrait alcoolique de quinquina   40 cg. par année d'âge
                                          soit 2 gr. par an).
Arseniate de soude . . . .   0.002   —
Glycérine . . . .   50 grammes.
Sirop d'écorces d'oranges amères 250   —

Scarlatine.

Traitement de l'angine scarlatineuse par les injections d'acide phénique, par M. le Dr A. POLIEVKTOV. (*Medicinish Obozvéniqué*, 1902, X) procédé de Heubner.

Injecter les amygdales à 3 %, à l'aide d'une seringue d'une capacité spéciale (3 cmc.) adaptée à une canule coulée à angle droit.

Au-dessous de 4 ans, n'injectez à chaque fois et quotidiennement pas plus de 3 centigrammes; chez enfants plus âgés 6 centigrammes de la solution à chaque séance. Continuer le traitement jusqu'à abaissement définitif de la température et suspendre si les urines deviennent noires.

Mieux vaut encore s'en tenir à des *gargarismes* fréquents *boriqués*, aux *bains tièdes et au régime lacté*.

III. — AFFECTIONS DU TUBE DIGESTIF

Antisepsie de la bouche et de la gorge.

Parmi les nombreuses solutions antiseptiques employées, on peut retenir les suivantes :

1º GARGARISMES :

Nº 1	Salol	2	grammes.
	Acide borique	10	—
	Alcool	40	—
	Eau bouillie.	500	—

Nº 2	Phénosalyl pur.	1	gramme.
	Glycérine	25	—
	Alcool de menthe.	5	—
	Eau	250	—

Nº 3	Acide phénique	10	centigr.
	Acide benzoïque.	3	grammes.
	Teinture d'eucalyptus	10	—
	Eau	1	litre.

(P. LE GENDRE).

Se rincer plusieurs fois par jour la bouche, surtout après les repas, avec une des solutions suivantes :

Acide thymique.	25	centigr.
— benzoïque.	3	grammes.
Teinture d'eucalyptus.	15	—
Alcool	100	—
Essence de menthe poivrée.	75	centigr.

Verser dan un verre une quantité suffisante pour produire un trouble (MILLER).

Ou :

Acide thymique	} aa	1 gramme.
— benzoïque		
Essence de menthe.	V	gouttes.
Alcool	100	grammes.

Mettre une cuillerée à café de ce mélange dans un verre d'eau (GRASSET).

Encore :

Tannin	12 grammes.
Menthol	8 —
Thymol	1 —
Teinture de benjoin.	6 —
Alcool à 90°	100 —

(SUAREZ DE MENDOZA).

VII à X gouttes dans un demi-verre d'eau tiède,

Nº 4	Menthol	1 gramme.
	Alcool	16 —
	Eau	984 —

(SABBATAIN).

Nº 5	Acide borique	20 grammes.
	Sublimé	1 centigr.
	Essence de menthe.	I goutte.
	Eau	500 grammes.

2º TOPIQUES :

Nº 1	Glycérine	70 grammes.
	Borax	20 —
	Eau	20 —
Nº 2	Glycérine	20 grammes.
	Résorcine	30 centigr.
Nº 3	Glycérine	20 grammes.
	Sublimé	1 —

(MOIZARD).

dans la diphtérie, en attouchements.

3º IRRIGATIONS, LAVAGES. — Pour les irrigations, on a le choix entre les solutions saturées d'acide borique, de borax à 4 p. 100, ou encore :

Nº 1	Acide borique.	35 grammes.
	Naphtol	20 centigr.
	Eau	1 litre.

(P. LE GENDRE)

Nº 2	Acide phénique	1 gramme.
	Acide borique	25 —
	Thymol	50 centigr.
	Essence de menthe.	XX gouttes.
	Teinture d'anis.	10 grammes.
	Eau	1 litre.

(DUJARDIN-BEAUMETZ

Cette mixture s'emploie mélangée avec quantité égale d'eau.

Eau oxygénée à 12 dolumes. . . .   50 à 100 grammes
Eau bouillie. . . . .   1 litre.

Ou :

Eau oxygénée à dix volumes (très
    peu acide). . . . . .   20 cent. cubes.
Alcool de menthe. . . . .   quelques gouttes.
Solution de borate de soude. .   Q.S. pour alcaniliser.
Eau distillée. . . . . .   Q.S. pour 100 cent. cubes
                              (TOUCHARD).

En lotions buccales trois à quatre fois par jour.

Hydrate de chloral. . . . . .   5 à 10 grammes.
Eau bouillie. . . . .   1 litre.

Ou :

Permanganate de potasse. . . .   1 gramme.
Eau bouillie. . . . .   4 litres.

En irrigations pour la gorge, conviennent encore les solutions d'acide salicylique.

Ou :

Acide salicylique. . . . . . .   1 gramme.
Alcool   20   —
Eau   980   —
                             (PARISOT).

Voici encore une autre solution antiseptique, non toxique :

Borate de soude. . . . . . .   1 grammes.
Acide borique.   3   —
Acide salicylique   5   —
Eau saturée d'essence de thym. . . 1000   —
                       (L. PORTES).

ou :

Liqueur de Labarraque (hypochlorite
    de soude). . . . .   50 grammes.
Eau bouillie. . . . .   1 litre.
                          (ROUX).

4º SAVONNAGE. — On a aussi conseillé, comme moyen très efficace pour antiseptiser la bouche, le *savonnage,* pratiqué avec une brosse et du savon, du vulgaire savon de Marseille.

On rince ensuite avec une solution antiseptique, soi la précédente, soit celle-ci :

Phénosalyl	3 grammes.
Alcoolat de cochléaria.	25 —
Teinture de benjoin.	XL gouttes.
Essence de citron.	V —

Une cuillerée à café pour un verre d'eau bouillie tiède, ou cette autre formule :

Alcoolat de cochléaria.	10 grammes.
Teinture de quinquina.	4 —
Teinture de quinquina.	8 —
— de cachou.	4 —
— de benjoin	2 —
Eau de Botot.	200 —

Verser une certaine quantité de ce mélange dans un verre d'eau tiède et se rincer la bouche avec le tout.

Dentifrices.

Chez les tout jeunes enfants, dès qu'il y a des dents sorties, veiller à leur entretien.

Les nettoyer encore plus chez l'enfant malade.

Chaque jour, au besoin plusieurs fois, laver les gencives et les dents, le matin, et après les repas.

Chez les enfants, plutôt se servir de brosse douce et petite.

Procédé du linge sur le doigt insuffisant, ni aseptique.

Poudres selon la réaction de la salive :

Poudre alcaline

Carbonate de chaux.	50 grammes.
Sulfate de quinine.	3 —
Saponine	0 gr. 20 centigr.
Saccharine	0 gr. 10 centigr.
Carmin	Q. s. pour colorer.
Essence de menthe.	XX gouttes.

(QUENTIN).

Bicarbonate de soude.	15 grammes.
Talc (poudre).	60 —
Salol	2 —
Carmin . . . . :	0 gr. 10 centigr.
Essence de menthe.	XV gouttes.
	(VAUCAIRE).

Poudre acide

Acide borique	10 grammes.
Poudre d'amidon.	50 —
Chlorhydrate de quinine.	1 —
Saccharine	0 gr. 10 centigr.
Ocre jaune	1 gramme.
Vaniline dissoute dans l'alcool. . .	0 gr. 15 centigr.
	(QUENTIN).

Carbonate de chaux.	30 grammes.
Chlorate de potasse.	15 —
Chlorate de soude.	15 —
Salol	8 —
Saccharine	0,30

Carbonate de magnésie. . .	)
Carbonate de chaux. . . .	} ââ 10 grammes.
Borate de soude.	5 —
Tannin	1 —
Saccharine	)
Carmin	} ââ 0 gr. 25
Essence de menthe	XII gouttes.
Essence de rose	II gouttes.

Poudre neutre

Chlorate de potasse.	20 grammes.
Poudre d'amidon.	20 —
Laque carminée.	4 —
Saccharine dissoute dans l'alcool. .	0 gr. 10 centigr.
Vaniline dissoute dans l'alcool. . .	0 gr. 15 centigr.
	(QUENTIN).

Ou, encore mieux, et plus simplement, la *craie cam-phrée*, sans s'occuper de la réaction de la bouche.

Camphre	25 grammes.

Pulvériser dans un mortier et ajouter :

Craie précipitée.	100 grammes.

3

Savons.

Menthol	0 gr. 50
Salol	4 grammes.
Savon	10 —
Carbonate de chaux.	10 —
— de magnésie.	30 —
Essence de menthe ·	1 —

(HUGENSCHMIDT).

Si le tartre existe en grande quantité, on ajoutera
à cette formule 5 à 10 grammes de pierre ponce pulvé-
risée mais avec circonspection.

Elixirs

Formol à 40 %	2 grammes.
Teinture de quinquina.	60 —
Glycérine	60 —
Essence de menthe.	2 —
— d'anis étoilé	1 gr. 50 centigr.
— de cannelle.	
— de girofle . . . . . } ââ 1 gramme.
Alcool	100 —

(QUENTIN).

Thymol	0 gr. 50.
Borate de soude.	5 grammes.
Acide phénique.	2 —
Eau de rose.	200 —
Alcool de menthe.	15 —
Eau bouillie.	300 —

Quelques gouttes dans un verre d'eau.

Ou plus simplement :

Formol à 40 %	25 grammes.
Teinture d'eucalyptus. . . .	25 —
Alcool à 80° . . . Q. s. ad. . .	200 cent. cubes.

On a mis en garde contre l'action des essences aromatiques contenues dans les dentifrices. Ces essences
agissent sur l'estomac en excitant sa sécrétion. Si le
nettoyage des dents se fait longtemps avant les repas,
il y a provocation non seulement inutile, mais nuisible
de la sécrétion de l'estomac à vide.

Un des meilleurs élixirs dentifrices serait tout simplement l'*alcool salolé*, dont on ajoute quelques gouttes à de l'eau préalablement bouillie.

Pour les lavages : eau oxygénée, diluée et neutralisée avec du bicarbonate, l'eau oxygénée renfermant un peu d'acide sulfurique.

Ou :

Formol en solution à 40 %.

Ou :

Phénosalyl.

Dans un peu d'eau, environ une ½ cuillerée à café pour un verre ordinaire.

Borax . . . . 1 gramme.

Pour 1 paquet.

F. s. a. n. paquets.

1 paquet pour 1 verre d'eau.
Ou bien :

Teinture d'eucalyptus.

Quelques gouttes dans l'eau.

BOUCHE

Aphtes.

TRAITEMENT LOCAL. — 1° Cas bénins, peu douloureux.

A. *Bains de bouche* chez les enfants un peu grands, *lavages* chez les petits, fréquemment, toutes les heures, toutes les heures et demie, toutes les 2 heures au moins, avec :

Décoction de guimauve fraîchement faite.

Solution d'acide borique faible de 1 à 2 %.

Souvent mélange de ces deux liquides.

Nettoyages soignés et fréquents de la cavité buccale.

Solution de résorcine à 0 gr. 30, 0 gr. 50 centigr. %.

B. Badigeonner les aphtes avec un peu d'ouate hydrophile (pas de pinceau) trempée dans :

Glycérine	30 grammes.
Borax	4 —

2º Cas douloureux et inflammatoires.

A. Bains de bouche, lavages chez les petits avec :

Décoction légère de pavot.

Infusion de coca.

Feuilles de coca 10 à 15 grammes.

Ajouter : eau bouillante, 1 litre.

A ces décoctions ou solutions chaudes on peut ajouter par litre, soit :

Acide borique	30 à 40 gr.

Soit :

Borax	30 à 40 gr.

Soit :

Salicylate de soude.	10 à 20 gr.

B. Badigeonner les aphtes eux-mêmes en bien localisant les applications aux parties atteintes, avec :

Chlorhydrate de cocaïne.	0,20 à 0,50 c.
Glycérine	10 grammes.
Eau distillée de laurier-cerise. . .	2 —

C. Puis profiter de l'insensibilisation pour les toucher une seule fois, avec :

Teinture d'iode officinale à 1/14 pure.

Ou bien avec :

Crayon de nitrate d'argent mitigé.

Ou :

Crayon d'alun fondu.

Ou :

Permanganate de potasse.	1 gramme.
Eau	100 —

(Ad. BAGINSKY).

Ou :

Créosote	1 gramme.
Glycérine	10 —

Ou :

Perchlorure de fer (solution offic.).	1 gramme.
Glycérine	10 —

D. En dehors de ses applications insensibilisatrices ou caustiques, donner des bains de bouche ou faire des lavages comme ci-dessus ou faire des applications locales d'un collutoire.

Soit :

Borax	3 à 6 gr.
Poudre de benjoin.	0,60 à 1 gr.
Glycérine	20 à 30 gr.

Soit :

Teinture de quinquina.	} aa 5 grammes.
Teinture de cachou.	
Glycérine	20 —

Soit :

Teinture de ratanhia.	6 à 8 gr.
Glycérine .	20 —
Salicylate de soude.	20 —
Eau	100 —

(Ed. HIRTZ).

Après la cautérisation, au lieu du collutoire, bien assécher la muqueuse buccale au niveau des points malades et faire des *applications de pommade.*

Soit :

Résorcine	0,20 centigr.
Vaseline boriquée à 10 %.	20 grammes.

Soit :

Phénosalyl	0,20 à 0,30 c.
Vaseline boriquée à 10 %.	20 grammes.

Soit :

Poudre fine de benjoin.	1 gramme.
Talc de Venise.	3 —
Vaseline boriquée à 10 %.	20 —

Soit :

Poudre fine de quinquina rouge.	3 grammes.
Dermatol	1 —
Vaseline boriquée à 10 %.	20 —

Au lieu de pommade, toujours après avoir bien asséché, applications de *vernis* analogue au stérésol de M. le professeur Berloz (de Grenoble), moins l'acide phénique, par exemple :

Gomme laque purifiée, entièrement soluble dans l'alcool .	27 grammes.
Benjoin pulvérisé	1 —
Baume de tolu .	1 —
Essence de cannelle de Chine.	1 —
Saccharine	0,60 centigr.
Alcool	q. s. p. 100 cc.

II. — TRAITEMENT GÉNÉRAL. — Contre l'*embarras gastrique* : purgatif.

Diète lactée, au lait bouilli ; surveiller la provenance du lait en cas de fièvre aphteuse ou cocotte chez les vaches de la région qui le fournit.

Contre *la fièvre* : boissons abondantes, délayantes, orangeade, citronnade.

Limonade citrique.

— tartrique.

— chlorhydrique.

Si l'ingestion n'est pas trop douloureuse.

Sels de quinine.

Prophylaxie : Dans les agglomérations d'enfants :

1º *Séparer les enfants* atteints d'aphtes.

2º *Leur réserver des ustensiles* de table ou autres *particuliers*, cuiller, timbale, verre, biberon, brosse à dents, etc.

3º *Désinfecter sur place* tous ces ustensiles soit, par une ébullition dans l'eau additionnée de carbonate de potasse (carbonate des cuisinières), au besoin flambage à l'alcool.

4º *Interdire*, pour le plus sûr, la vente du *lait de vache* atteinte de fièvre *aphteuse*, au moins le faire bien bouillir, moyen terme défectueux.

5º *Surveiller les enfants suspects* en contact avec les malades ; pratiquer chez eux l'antisepsie de la bouche à l'aide d'acide borique ou autre.

H. G.

Gingivite.

1º Lavages à la décoction de guimauve boriquée.

Borax	2 grammes.
Glycérine	20 —
Essence de menthe.	I goutte.

Ou :

2º 3 ou 4 fois par jour, toucher la gencive avec :

Glycérine	} ãã 15 grammes.
Eau	
Bromure de potassium.	1 —
Borate de soude.	2 —
Teinture de safran.	V gouttes.

A l'aide d'un petit tampon d'ouate.

(P. Le Gendre).

Muguet.

PROPHYLAXIE. — Précautions d'isolement contre la transmission du champignon pathogène d'un enfant malade à des sujets sains.

A. Tenir pour *suspect tout ce qui a touché la bouche du petit malade* : mamelon de la mère ou de la nourrice, bout de sein, biberon, cuiller, timbale, et l'interdire à tout autre enfant.

Au point de vue du petit malade lui-même, pour prévenir un réensemencement, *désinfection* du mamelon qui l'allaite.

A recommander le procédé suivant, après la tétée :

1º Savonnage avec du savon ordinaire de toilette ou un savon antiseptique, au goudron ou autre.

2º Lotion avec une solution acide de sublimé au dix-millième.

Sublimé	0,01 centigr.
Acide tartrique	0,01 —
Eau	100 grammes.
Matière colorante	q. s.

3º Grand lavage avec une solution saturée d'acide borique ou de borax.

Avant chaque tétée, nouveau lavage à la solution boriquée ou boratée.

B. Pour prévenir le muguet :

Lavages fréquents, irrigation de la bouche des jeunes enfants avec une solution alcaline de bicarbonate de soude.

Bicarbonate de soude. . . . . 5 grammes.
Eau . . . . 100 —

Ou avec de l'eau de Vichy naturelle.

Ou bien avec :

Bicarbonate de soude . . . . . 2 grammes.
Eau . . . . 100 —

TRAITEMENT. — 1° *Lavages* et irrigations alcalins.
2° *Nettoyages mécaniques* avec de l'ouate hydrophile sèche aseptique, avec frottements légers de la muqueuse pour enlever le plus possible d'oïdium.
3° Attouchements et badigeonnages sur les points malades et sur toute la muqueuse buccale avec des *collutoires* suivants :

Borax . . . . 5 à 10 grammes.
Eau . . . . 80 grammes.

Ou :

Borax . . . . 4 grammes.
Glycérine . . . . 30 —

Ou bien :

Borax . . . .
Bicarbonate de soude. . . . } aa 5 à 10 grammes.
Glycérine . . . . 20 à 40 —

(J. COMBY).

Ou :

Benzoate de soude. . . . . . 3 à 5 grammes.
Eau . . . . 30 grammes.

(TORDEUS).

Après nettoyage, un badigeonnage toutes les 2 heures.

3*

Ou :

Bicarbonate de soude. . . . } ââ 5 grammes.
Borate de soude. . . . . .
Glycérine. . . . . } ââ 25 grammes.
Eau . . . .

(P. LE GENDRE).

Ou bien :

Eau de chaux.

(ARCHAMBAULT).

Dans les cas rebelles au besoin :

Soude caustique. . . . . . . 0,01 centigr.
Eau . . . . 100 grammes.

Soit :

Liqueur de Van Swieten . . . } ââ 10 grammes.
Eau distillée . . . . . .

Frotter avec un tampon d'ouate, peu chargé ; éviter d'en faire avaler.

Soit :

Nitrate d'argent. . . . . . . 0,20 centigr.
Eau distillée. . . . . . . 100 grammes.

Même à 1 et 3 grammes pour 100 (Mayoud, de Lyon), faire des badigeonnages.

Ou simplement laisser sucer le pinceau à l'enfant, inutile de neutraliser.

Répéter si besoin.

Ou :

Permanganate de potasse. . . . 0,20 centigr.
Eau distillée. . . . . . . 50 grammes.

(A. BABINSKY).

Ou bien :

Saccharine . . . . 1 gramme.
Alcool à 60° . . . . 50 —

(FOURRIER).

Une cuillerée à café dans un demi-verre d'eau ; badigeonner la muqueuse avec cette solution 3 fois par jour. Contre l'envahissement de l'œsophage et du tube digestif :

Bicarbonate de soude. . .		
Benzo naphtol	ââ â	1 gramme.
Salicylate de bismuth. . . .		
Eau		60 grammes.
Sirop de gomme.		20 —

(P. Le Gendre).

GORGE

Angine catarrhale simple.

En général, le traitement est simple : *purgation, gargarismes fréquents* suffisent le plus souvent :

1º Donner une *purgation*, huile de ricin.

Chez les enfants difficiles, on peut prescrire :

Huile de ricin.	2 gr. 50 par année d'âge.

émulsionnée dans un jaune d'œuf jusqu'à mélange bien homogène.

Ajouter :

Eau tiède.	100 à 200 grammes.
Sucre	20 grammes.
Eau de fleur d'oranger. . . .	10 —

(Laffargue).

Ou bien une émulsion à la gomme arabique ou à la gomme adragante.

Ou tout *autre purgatif* bien accepté, manne, calomel, etc.

Parfois, lorsqu'il y a embarras gastrique, avec langue blanche, un ipéca rend service.

Chez les enfants un peu grands, on peut donner le *salol* d'après la méthode de Gougenheim :

> Salol . . . . .   0 gr. 30 à 0 gr.50 par année.
> d'âge, après 3 ans.
> Julep gommeux.   60 à 120 grammes.

Ou bien :

> Extrait de quinquina   0 gr. 20 par année d'âge.
> Salol . . . . .   0,30 à 0,40 par année d'âge.
> Sirop de gomme. . 30 à 60 grammes.
> Eau de menthe. . 30 à 60 grammes.

Donnée totalement dans la journée par cuillerées.
Ou bien pour un enfant de 5 ans environ :

> Salol . . . .   2 grammes.
> Huile d'amande douce. . . ⎫ aa 4   —
> Gomme arabique. . . . . ⎭
> Sirop simple   90   —
> Eau de fleurs d'oranger. . .   q. s. pour aromatiser
>   (CARRON DE LA CARRIÈRE).

à donner en 3 prises également réparties dans le courant de la journée.

Le *benzoate de soude* (Ruault) peut, sauf intolérance des voies digestives, être ordonné ainsi :

> Benzoate de soude . . . . .   1 gr. par année d'âge.
> Sirop de menthe. . . . .   40 grammes.
> Eau camphrée   20   —

A donner entièrement, dans la journée, par cuillerées à dessert, une toutes les 2 heures.

2° Bain de pied chaud ou bain de pied sinapisé.

3° S'il y a un peu d'adénopathie cervicale, légère ponction avec onguent mercuriel belladoné.

4° Surtout, *gargarismes fréquents*, toutes les 2 heures, toutes les heures ½, toutes les heures et, si l'enfant, trop jeune, ne sait pas se gargariser, *lavages ou irrigations* avec une solution chaude des liquides suivants indiqués par Capitan.

Eau salée :
Eau vinaigrée :
Eau avec jus de citron :
Eau boriquée saturée à 30 ou 40 %.

Ou bien une *solution boriquée* plus *concentrée*.

Acide borique . . . . 100 grammes.
Carbonate de magnésie. . . . . 15 —
Eau . . . . 1 litre.

Ou bien avec :

Eau boriquée à 40 % . . . . . 100 grammes.
Décoction de guimauve. . . . . 100 —
— de pavot . . . . . . 100 —

Ou encore avec une solution de *borax*, 30 à 40 gr.
par litre.

Ou Borate de soude. . . . . . . 2 à 4 gr.
Glycérine . . . . 50 grammes.
Eau . . . . 80 —

moitié eau chaude.

Ou Borate de soude. . . . . . . 2 à 5 gr.
Teinture de benjoin. . . . . . 1 gramme.
Glycérine . . . . 50 à 60 gr.
Eau de menthe ou d'anis. . . . 80 à 90 gr,

moitié eau chaude ou une cuillerée à bouche dans la
valeur de trois quarts de verre d'eau chaude qui aura
bouilli.

De même :

Acide thymique . . . . 0,10 centigr.
Acide benzoïque . . . . 3 grammes.
Teinture d'eucalyptus. . . . . 5 à 10 gr.
Eau . . . . q. s. pour 1 litre.

(P. Legendre).

Lorsque la gorge est très rouge et gonflée, on se
servira. pour mêler aux préparations précédentes,
d'une *décoction de racine de guimauve* très fraîchement confectionnée, quelquefois pure ou seulement

3**

boriquée. Dans ces conditions, on se trouve bien de *humages* de *vapeurs chaudes* ou de *vaporisations* à l'aide d'un pulvérisateur chargé d'eau pure ou médicamenteuse, *compresses imbibées d'eau chaude* revertes d'imperméable.

Les *astringents*, décoction de feuilles de ronces, etc., ne doivent s'employer qu'*après résolution*, de même le chlorate de potasse, et encore plus l'alun et les préparations tanniques, le cachou, par exemple.

En cas de douleurs trop vives et seulement chez les enfants un peu grands, on peut avoir recours à des *attouchements anesthésiques* avec :

Chlorhydrate de cocaïne. . .	1 gramme.
Glycérine	
Eau de menthe.	aa 15 grammes.

Toucher 2 ou 3 fois par jour les parties douloureuses à l'aide d'une boulette de ouate légèrement imbibée.

Ou encore :

Menthol	0,30 centigr.
Glycérine	20 grammes.
Teinture d'eucalyptus.	10 —

(LYON).

Ou Gaïacol	
Glycérine	aa q. s.

Au besoin, dans le cas de gonflement du voile du palais et de la luette, faire sucer de petits morceaux de glace cassés de la grosseur d'une noisette et même, en même temps, application de permanence d'un sachet de glace sur la région sous-maxiliaire. Interposer une flanelle entre le récipient réfrigérant et la peau.

Rarement, le gonflement œdémateux sera tel qu'il nécessite une intervention opératoire, mouchetures ou scarifications pour faire une saignée *localisée*.

On ne peut guère recommander les sangsues sur les amygdales, quoiqu'on en ait appliqué, maintenues à l'aide d'un tube ; mais ce procédé est peu maniable, surtout chez des enfants. Tout au plus application externe sur le cou.

Surveillez la possibilité de l'angine catarrhale à se transformer par infection secondaire en angine phlegmoneuse et la propagation de l'inflammation du côté de l'oreille par les trompes. On fera bien, dans ce cas, après un lavage à l'eau boriquée chaude, d'instiller dans le conduit auditif externe quelques gouttes de glycérine antiseptique, par exemple :

<pre>
Glycérine . . . . 25 grammes.
Acide phénique neigeux . . . . . 0,25 centigr.
</pre>

Ou bien :

<pre>
Glycérine . . . . 25 grammes.
Phénosalyl . . . . 0,30 centigr.
</pre>

Maintenir l'enfant à la chambre, surtout dans les temps froids. Entretenir dans la pièce une *atmosphère tiède*, 16° environ, et un peu *humide* au moyen d'*évaporation d'eau*, placée sur un foyer de chaleur.

Boissons ou très chaudes ou très froides.

En cas de fièvre intense, donner la quinine, par exemple sous forme d'*euquinine*, qui a l'avantage de n'avoir pas le goût amer habituel aux sels de quinine.

Alimentation légère, liquide ou semi-liquide : lait surtout, potages, œufs à la coque. H. G.

Amygdalite aiguë folliculaire

(Angine cryptique).

TRAITEMENT INTERNE. — Un badigeonnage à la *glycérine formolée*, à 1 ou 4 pour 100, fait avorter les *amygdalites* (JORDON).

Salol, 0 gr. 30 à 0 gr. 40 centigrammes par année d'âge à partir de 3 ans, dose trois fois moindre au-dessous de 1 an, 0 gr. 10 centigrammes.

Extrait de quinquina. . .	0,10 à 0,20 par année d'âge
Salol	0,30 cent. —
Julep gommeux	40 à 60 grammes.

A donner en totalité dans les 24 heures, par cuillerées à café ou à dessert, toutes les deux heures, soit pur, soit dans une infusion chaude de tilleul ou de menthe.

Ou en émulsion (Jouisse), dans les proportions suvantes :

Salol	1 gramme.
Gomme arabique.	1 —
Gomme adragante.	0,05 centigr.
Teinture de tolu.	2 gr. 50
Sirop simple ou de Tolu.	10 —
Eau distillée.	q. s.

Mélanger d'abord la teinture de Tolu avec l'eau, puis après précipitation partielle, passer à travers un linge et émulsionner.

On peut remplacer le sirop simple ou de Tolu par les sirops aromatiques : fleur d'oranger, écorce d'oranges amères, etc.

Au début, parfois un vomitif, sous forme d'*ipéca*, poudre ou sirop.

TRAITEMENT LOCAL. — A. Attouchements toutes les 2 heures ou toutes les heures, à l'aide d'un peu d'ouate hydrophile enroulée autour d'une petite baguette trempée dans le collutoire suivant :

Résorcine	0,30 à 60 centigr.
Acide salicylique.	0,25 centigr.
Camphre	1 gramme.
Glycérine	30 —

Ou :

Résorcine	0,40 centigr.
Acide salicylique.	0,20 —
Menthol	0,25 —
Glycérine	30 grammes.

Ou bien :

Salicylate de soude.	2 grammes.
Borate de soude.	3 —
Glycérine	} ãã 25 grammes.
Eau	

Ou :

Thymol	0,50 centigr.
Benjoin	1 gramme.
Glycérine	30 —

(P. Le Gendre).

Ou :

Phénosalyl	0,15 à 0.25.
Glycérine	30 grammes.

Ou encore :

Acide borique.	1 gramme.
Chlorate de potasse.	0 gr. 75 centigr.
Jus de citron.	15 grammes.
Glycérine	10 —

(Le Gendre).

B. *Lavages* de la gorge, alternés avec le collutoire, donnés toutes les 2 heures ou toutes les heures, sous forme de *gargarisme* chez les enfants au-dessus de 5 ans ou d'*irrigation* chez les plus petits avec une des solutions suivantes :

Eau oxygénée à 12 volumes. . . .	50 grammes.
Eau bouillie. . . . , . . .	1 litre.

Soit :

Borax	30 à 40 gr.
Eau bouillie.	1 litre.

Ou bien :

Coaltar saponiné, une cuillerée à café par verre d'eau chaude ou la solution saturée d'acide borique.

3****

Comme gargarisme :

Borax	6 grammes.
Teinture de benjoin.	1 —
Glycérine	50 —
Eau de menthe.	250 —

Une cuillerée à bouche pour un verre d'eau chaude.

C. *Indications particulières* : *a*) Contre la tension inflammatoire et douloureuse des amygdales :

1º *Attouchements* localisés avec :

Chlorhydrate de cocaïne	0,50 centigr.
Eau distillée de laurier-cerise. . .	2 grammes.
Glycérine	8 —

ou l'adrénaline.

2º *Gargarismes* avec décoction de pavot ou infusion de coquelicot et de guimauve chez les petits :

Ou bien :

Bromure de potassium.	5 grammes.
Teinture de benjoin.	2 —
Glycérine	50 —
Eau de menthe.	250 —

3º *Glace*, en petits morceaux gros comme une petite bille, donnée à sucer en permanence.

b) Contre l'adénopathie, onction avec *onguent mercuriel belladoné* ou pommade à l'onguent colloïdal.

Diphtérie.

Sérum antidiphtérique comme prophylactique.

I. Immunité habituelle à peu près complète depuis 24 heures après l'injection, jusqu'au bout de vingt-huit jours. (NETTER).

En tout cas, diphtérie très bénigne.

II. Sont possibles : accidents sériques, mais légers ; exceptionnellement, abcès par faute d'antisepsie.

III. *Dose de sérum* 500 unités, soit 5 cc. du sérum habituel de l'Institut Pasteur, peut varier selon les récoltes. Injecter préventivement les enfants là où il y a une diphtérie (famille, école, hôpital, crèche).

IV. Doses plus fortes dans la rougeole selon âge, le plus tôt possible comme curatif; doses : 10, 20, 40 cc. d'emblée.

Traitement local (Voir Deguy et Benj-Weill) : *Manuel pratique du traitement de la diphtérie* (Masson, éditeur, 1902).

Lavages. — 1 litre à 1 litre ½ à chaque irrigation à l'aide d'un bock, *eau bouillie tiède ou oxygénée.*

a) Acide borique	30 grammes.
Eau bouillie tiède	1 litre.
b) Liqueur de Labarraque	50 grammes.
Eau bouillie.	1 litre.
c) Acide salicylique.	1 à 2 grammes.
Eau	1 litre.
d) Hydrate de chloral.	5 à 10 gr.
Eau bouillie.	1 litre.
e) Permanganate de potasse. . . .	1 gramme.
Eau bouillie.	4 litres.

(Deguy et Benj-Weill).

Irrigations à l'aide d'un irrigateur ou d'une seringue.

Eau oxygénée à 12 volumes. . . .	50 à 100 gr.
Eau bouillie.	1000 grammes.

Plus rarement :

Sublimé corrosif	1 gramme.
Eau bouillie	5000 —

Ou :

Acide phénique	50 centigr.
Eau bouillie	100 grammes,

Vaporisations. — Faire bouillir sur un réchaud,

dans une large bassine, de l'eau pure ou contenant soit quelques feuilles d'eucalyptus, soit un peu de créosote, soit un peu d'essence de térébenthine.

PULVÉRISATIONS. — A l'aide de la marmite de Lucas-Championnière :

Thymol , ... , ...	4 grammes.
Phénol. . . . . , ... , .	15 —
Alcool à 90°.	100 —
Eau . , . , ...	900 —

Ou :

Eucalyptol	10 grammes,
Essence de thym . . . . . , .	
— citron	ãã 5 —
— lavande . . , . .	
Alcool à 90°.	150 —

ATTOUCHEMENTS. BADIGEONNAGES. — Une cuillerée de cette solution par litre d'eau :

Sublimé.	1 gramme.
Glycérine	30 —

(GOUBEAU, MOIZARD, SEVESTRE, VARIOT.)

Egoutter soigneusement le tampon imbibé de glycérine au sublimé avant l'usage (Sevestre), même passer aussitôt après un tampon sec.

Ou :

Camphre	20 grammes.
Huile de ricin.	15 —
Alcool à 90°	10 —
Phénol cristallisé.	5 —
Acide tartrique	1 —

(GAUCHER).

en frictions rudes.

Le phénol sulfori nicé stérésol, de Berlioz et Yvon, en solution à 20 pour 100.

Essence de cannelle de Chine. . .	3 grammes.
Saccharine	3 —
Benjoin	5 —
Baume de Tolu.	5 —
Acide phénique cristallisé. . . .	50 —
Gomme laque.	135 —
Alcool à 90°. — Q. S. pour. . . .	500 —

(BERLIOZ).

Contre le croup. — 1° Antispasmodique ; 2° enveloppements froids du thorax avec plusieurs doubles de tarlatane ou une simple serviette pliée en deux, trempée dans l'eau froide ou dans un mélange d'alcool camphré et d'eau à 1 par 4 ; recouvrir d'imperméable et envelopper l'enfant d'une couverture de laine. Renouveler dès que le linge est chaud, toutes les 10 minutes d'abord, puis moins souvent.

Soins du nez, des oreilles, des ganglions du cou et de la peau. — Pour les soins du *nez* :

```
a) Vaseline  . . . . . . . . .   20 grammes.
   Acide borique  . . . . . . .    4    —
   Menthol . . . . . . . . . .   10 centigr.
```

Ou bien :

```
b) Lanoline   . . . . . . . . ⎫
   Vaseline   . . . . . . . . ⎬ ââ  10 grammes.
   Résorcine  . . . . . . . . ⎭  2    —
```

Dans le coryza très intense, avec jetage abondant avec streptococcie, M. Roger fait passer un drain perforé étroit dans l'une des narines, le tire du pharynx hors de la bouche à l'aide d'une pince, lie les deux extrémités, fait passer un courant de liquide antiseptique.

Dans le conduit auditif externe, instillations de quelques gouttes de glycérine phéniquée au 1/20, répétées deux ou trois fois la journée.

Pour la peau, lavage à l'eau oxygénée ou à l'eau bouillie savonneuse et occlusion des érosions possibles au stérésol eu au vernis antiseptique de Hérissen, dont la formule est la suivante :

```
Gomme laque pulvérisée  . . . .   60 grammes.
Baume de Tolu. . . . . . . .       5    —
Thymol . . . . . . . . . .         1 gr. 50
Alcool à 90° . . . . . . . .      50 grammes.
Ether ordinaire . . . . . . .    100    —
```

Traitement général :

Benzoate de soude. . . . . . .   2 grammes.
Acétate d'ammoniaque.   3   —
Teinture de cannelle.   6   —
Sirop de groseille.   30   —
Vin de Malaga.   120   —

Une cuillerée à café ou à dessert toutes les heures, suivant l'âge.

Ou encore :

Teinture de kola. . . . .   4 grammes.
Extrait de quinquina. . . .   2   —
Sirop d'écorces d'oranges amères } àà 20 —
Sirop de Tolu. . . . . . }
Vin de Banyuls.   100   —

Ou bien :

Caféine . . . .   25 à 40 centigr.
Benzoate de soude. . . . .   2 à 4 gr.
Cognac . . . . } àà 15 grammes.
Sirop d'éther . . . . . }
Sirop de groseilles.   50   —
Eau de tilleul.   80   —

Contre l'agitation, antispasmodique :

Bromure de potassium. . . . .   4 grammes.
Cognac   20   —
Sirop d'écorces d'oranges amères. .   40   —
Eau de tilleul.   90   —

3 à 6 cuillerées à soupe par jour, suivant l'âge.

Enfin, pour la convalescence, changement d'air et les stations thermales : Salies-de-Béarn, Bourbon-Lancy, Bourbonne, Biarritz, Pougues, Salins, St-Nectaire, etc.

IV. — TUBE GASTRO-INTESTINAL

Antisepsie intestinale (1).

Benzonaphtol :

Benzonaphtol	} àà
Sucre vanillé	
Salicylate de bismuth. . . .	10 centigr.
Bicarbonate de soude. . . .	10 —

Pour un paquet, 5 semblables à faire prendre de deux heures en deux heures, dans la journée (enfant de cinq à six mois).

Benzo-naphtol	} àà 10 centigr.
Sacilylate de bismuth. . . .	
Résorcine	0,05 centigr.

(EWALD).

Pour un paquet, à prendre de deux heures en deux heures jusqu'à concurrence de 6 par jour (enfant de 1 à 2 ans).

Salol :

Salol	10 centigr.
Julep gommeux.	60 grammes.

par cuillerée à café toutes les heures ½.

Bétol :

Bétol	15 centigr.
Sous-nitrate de bismuth. . . .	20 —
Bicarbonate de soude.	20 —

(J. COMBY).

Pour un paquet, 6 semblables dans la journée de

---

(1) Voir : J. COMBY. — *Les Médicaments chez les enfants.*

deux heures en deux heures (enfant de trois à quatre ans).

Dermatol (sous-gallate de bismuth). 25 à 50 centigrammes par jour en paquet ou dans une émulsion gommeuse.

Dermatol	50 centigr.
Emulsion gommeuse.	100 grammes.

Par cuillerée à soupe de deux heures en deux heures (enfant de cinq à dix ans).

Dermatol	5 centigr.
Bicarbonate de soude.	10 —
Craie préparée.	10 —

(J. COMBY).

5 paquets par jour.

Acide lactique	2 grammes.
Sirop de framboise.	40 —
Eau distillée.	80 —

Une cuillerée à café toutes les heures.

Acide chlorhydrique dilué. . . .	IV gouttes.
Sirop de cannelle.	20 grammes.
Eau distillée.	60 —

LAVEMENTS ANTISEPTIQUES. — 1° A l'*eau boriquée*. On a signalé des phénomènes toxiques ;

2° Ou *borax* à 2 grammes par litre;

3° A l'*eau oxygénée* (Dr H. Roger) *Presse médicale*, 1er janvier 1902).

Eau oxygénée à 12 volumes	100 c.c.

mêler au moment de s'en servir avec :

Chlorure de sodium. 5 gr.	
Phosphate de soude. 3 gr.	dans eau bouillie 900 c.c.
Bicarbo ate de soude 0,5	

Au préalable, lavement évacuateur.

Introduire ensuite une sonde molle et *stérilisée* jusque dans le côlon et injecter lentement sous faible pression, un litre, 1 litre et demi.

1 à 3 lavages par jour.

Continuer quelques jours après la disparition des symptômes.

D'après M. Rocaz (de Bordeaux), on pourrait employer l'eau oxygénée diluée seulement dans cinq fois son volume d'eau distillée stérilisée.

Cette solution, plus forte que celle indiquée par M. H. Roger, serait parfois un peu douloureuse.

Indication des lavages antiseptiques la plupart des maladies de l'intestin chez l'enfant, entérites de diverses natures, fièvre typphoïde, infections, intoxications gastro-intestinales, colite muco-membraneuse.

Dans cette dernière, alterner l'eau oxygénée avec l'eau pure salée, ou l'huile, ou le sous-nitrate de bismuth.

Entérite muco-membraneuse des jeunes enfants.

1º Pendant les poussées aiguës, traitement hydrique avant tout (eau bouillie, eau filtrée, eau d'Evian).

2º Si la crise dure plusieurs jours :a) dans la deuxième enfance, essayer les bouillies à l'eau (gruau, crème de riz, crème d'orge, 3, 4, 5 potages par jour ; dans l'intervalle, eau d'Evian, de Pougues).

3º Lavages intestinaux sous faible pression (bock à 30 centimètres de hauteur, ½ litre à 1 litre d'eau de guimauve).

4º *Contre la constipation*, lavements huileux (400 gr. d'huiles d'olives).

Tous les 3 ou 4 jours, le matin, à jeun.

Calomel 0,10 centigrammes en un cachet.

L'*huile de ricin* à petites doses au réveil.

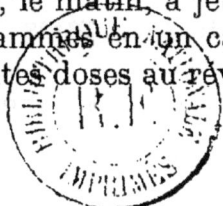

Ou :

Magnésie calcinée.	
Soufre lavé . . . . . . :	} aa
Crème de tartre.	

(G. Sée).

La *podophylle*, le *cascara-sagrada*, l'*évonymine,* associés à la belladone et à la jusquiame.

Podophyllin	0 gr. 02
Extrait de belladone.	0 gr. 02
Cascara-sagrada	0 gr. 05 à 0,10

5° Contre les *douleurs,* cataplasmes de farine de lin chauds changés toutes les ½ heures, bains tièdes de 10 minutes à 35° (3 par jour).

Repos au lit, *compresses chaudes.*
Belledone, menthol.

Menthol	0 gr. 20 centigr.
Alcool	Q. s. pour dissoudre.
Sirop simple.	25 grammes.
Eau	100 centim. cubes.

Codéïne.

Codéïne	0 gr. 30 centigr.
Eau de laurier-cerise.	25 grammes.
Eau distillée.	75 —

(A. Mathieu).

De une à cinq cuillerées à café dans les vingt-quatre heures.

Lavages ou *purgatifs doux.*

6° Dans la première enfance, interrompre le lait 24 heures, puis recommencer, avec précaution, par petites quantités, 2 à 3 cuillerées par jour (lait stérilisé, lait d'ânesse). Si le lait n'est pas supporté, bouillies comme ci-dessus, mais plus claires. Au sein, accidents très rares.

Le *lavage de l'intestin* donnera d'excellents résultats

dans les formes les plus accentuées. Au premier lavage, un grand soulagement se produit et si l'intestin ne se débarrasse pas dès le premier jour de son contenu, les lavages suivants proroquent une débâcle de scybales et de muco-membranes.

Mais ces lavages ne peuvent être donnés quotidiennement pendant longtemps ; alterner avec les grands *lavements huileux* (FLEINER).

150, 200 ou 250 grammes d'huile ; l'enfant couché, puis à droite.

Troubles gastro-intestinaux des nourrissons.

I. — PROPHYLAXIE. — Recommander de toutes nos forces l'*allaitement au sein, rien ne le remplace*.

En cas de nécessité absolue, l'allaitement artificiel, *lait d'ânesse* ou du *lait de chèvre, au pis* même de l'animal et *au pis propre* et non autrement.

Enfin, au *lait stérilisé*, soit pur, soit coupé, selon l'âge (jusqu'à 3 mois au plus environ), avec de l'eau filtrée bouillie ou une solution tout au plus à 1 % de sucre de lait, en petites bouteilles pour une seule tétée.

Pas de lait modifié, plutôt lait cru, frais d'une vache saine, traite aseptiquement.

Sous aucun prétexte, *aucune tentative de sevrage en été*. S'il est commencé, le mener très doucement.

Plus qu'en toute autre saison, faire observer très exactement les intervalles des *tétées, jamais d'inconvénient à les éloigner, toujours du danger à les rapprocher* ; 3 heures et plus, 4 au besoin, représentent un bon espacement après les 4 premiers mois. Pas de tétée la nuit.

Asepsie de tous les ustensiles.

Dès qu'il y a réunion d'enfants, *isoler* ou éloigner l'enfant malade, désinfecter les matières diarrhéiques.

Dans les agglomérations, crèches, pensionnats, garderies, etc., *chaque enfant aura ses ustensiles à lui*, aucune promiscuité n'est tolérable.

Les langes ne passeront pas d'un enfant à un autre; *à chaque enfant son trousseau particulier.*

Ces mêmes langes ne seront pas seulement essangés à l'eau chaude, mais *bouillis*, si l'on ne veut les faire passer à la lessive, ce qui oblige, en effet, à un rinçage à plusieurs eaux.

Mêmes règles pour les autres objets d'habillement.

Ne jamais coucher plusieurs enfants ensemble et ne jamais les mettre dans le lit les uns des autres : *à chaque enfant son lit.* Si le départ d'un enfant fait donner son lit à un autre, *à chaque changement, désinfection complète, couchette et literie.*

Les précautions d'isolement s'imposent aussi lorsqu'on baigne les enfants : *à chaque enfant sa baignoire*, autrement, si l'on se sert d'une baignoire commune, ne pas se contenter d'un nettoyage même soigneux, mais *désinfecter.*

Mettre sur le feu et faire bouillir de l'eau additionnée de savon noir.

Jamais d'éponge pour la toilette, mais ouate hydrophile ou morceau de linge qu'on brûle.

Eviter d'exposer les enfants à la grosse chaleur.

Eviter de trop les couvrir, cependant protéger le ventre des refroidissements par une large ceinture de flanelle.

Se montrer sobre de tout médicament qui puisse irriter le tube digestif, de purgatif ou de lavement.

Ne pas se servir d'une même canule pour plusieurs enfants ou bien se servir d'une canule qu'on puisse faire bouillir, canule de verre par exemple. *Désinfecter les thermomètres* après chaque prise de température rectale, lavage au sublimé, au formol.

Pour les personnes employées dans les crèches ou autres établissements similaires, propreté méticuleuse, en passant d'un enfant à un autre, lavage des mains, désinfection, changement de tablier ou de blouse en cas de souillure même minime.

Surveiller choses et gens. *Mieux vaut prévoir que soigner.*

II. — TRAITEMENT. — 1° Avant tout : *Diète ; cessation absolue de toute alimentation,* même de lait, même de lait au sein (A. Jacobi, de New-York) : « No raw milk, no boiled milk, no milk admixture... total abstinence... » (1), pendant 12, 24, 36, 48 heures et même plus, nécessaire.

2° *Diète hydrique :* Remplacer la quantité de lait supprimé par une quantité égale et même très supérieure d'eau filtrée et bouillie, d'eau minérale peu minéralisée : Vals (Perle N° 1), Saint-Alban, Soulzmatt, Evian, Alet, Pougues, Cristal-Château.

Infusion de tilleul tout fraîchement préparée.

Ou bien un liquide légèrement astringent.

Thé léger.

Infusion de roses de Provins.

Eau de riz. Décoction blanche de Sydenham, décoction de céréales. Eau de coings.

Eau albumineuse (?). — Marfan met en garde contre l'abus de ce dernier moyen.

Le bouillon même de poulet, même dégraissé, n'est pas à recommander. *Le meilleur, c'est l'eau pure.*

Toutes ces préparations doivent toujours être tout *fraîchement préparées;* autrement, elles peuvent être nuisibles.

---

(1) A. JACOBI. M. D, — *Intestinal diseases of infancy and child hood,* 1890, t. II, p. 170.

*Continuer la diète hydrique jusqu'à ce que les phéno-
mènes gastriques et intestinaux s'améliorent.*

Ne la cesser que petit à petit.

Après ce temps, reprendre l'alimentation progressivement, d'abord *bouillon de légumes,* puis lait exclusivement, lait frais, de vache saine, traité aseptiquement, *lait pasteurisé* ou *stérilisé* pur ou mieux un peu
dilué avec de l'eau filtrée et bouillie, de l'eau d'Evian,
de l'eau de Vichy, de l'eau de chaux (?), du *lait écrémé.*
(Pour enlever en grande partie la crème du lait stérilisé, il suffit de projeter d'un coup sec hors de la bou-
teille celle qui s'est accumulée à la surface).

Ne revenir à l'alimentation antérieure qu'après
cessation de tout symptôme.

3º Au point de vue pharmaceutique, prescriptions
selon la prédominance des phénomènes pathologiques
à l'estomac ou à l'intestin.

A. — *Contre les vomissements.*

Acide lactique	2 grammes.
Sirop de framboises.	20 —
Eau distillée.	100 —

(HAYEM.)

Par cuillerées à café, dans les 24 heures.
POTION DE RIVIÈRE (cas légers).
Autres formules :

1º Acide lactique	10 à 15 gr.
Sisop de limon	100 grammes.
Eau	900 —
Alcoolature de citron . . .	q. s. pour aromatiser.

2º Acide lactique	4 grammes.
Sirop de ratanhia.	20 —
Eau distillée.	200 —
Teinture de vanille	q. s. pour aromatiser.

3° Acide lactique. . . . . . .   4 grammes.
Sirop de ratanhia. . . . .
Eau distillée de fleurs d'oranger. } àà 20 —
— d'anis. . . . . } àà 25 —
— de menthe . . . }
Eau distillée . . . . 150 —

(*Riforma medica*).

Ou encore :

Acide lactique . . . . 3 grammes.
Sirop de coings. . . . . . . 25 —
Eau distillée . . . . 100 —

(Lesage).

Champagne glacé, dilué avec de l'eau de Seltz, de l'eau de Couzan, etc. (cas graves).

Eau iodée.

Sinapisation ou compresses chaudes échauffantes recouvertes de taffetas ciré sur le creux de l'estomac.

B. — *Contre la stase gastrique.*

Eau chloroformée

Par exemple :

Eau chloroformée saturée. . . . 100 grammes.
Eau de fleurs d'oranger ou sirop de
fleurs d'oranger. . . . . . 25 —

Toutes les heures, une cuillerée à café ou une cuillerée à dessert, au besoin toutes les demi-heures.

Eau mentholée

Eau mentholée saturée. . . . . 100 grammes.
Eau distillée de menthe poivrée ou
d'anis étoilé . . . . 25 —

Acide chlorhydrique

Acide chlorhydrique officinal. . . X gouttes.
Sirop de gomme. . . . . . . 30 grammes.
Eau distillée. . . . . 100 —

Ou bien :

Eau chloroformée saturée. . . .	120 grammes.
Acide chlorhydrique officinal. . .	V à X gouttes.
Sirop de menthé.	30 grammes.

Le lavage de l'estomac, au moment proposé, est, en somme, presque abandonné aujourd'hui.

C. — *Contre l'infection intestinale.*

Levure de bière à hautes doses (Thiercelin et Chevrey (1).

Calomel, soit à dose purgative, soit à dose réfractée, mais on en a abusé et on l'a prescrit à trop forte dose.

S'abstenir, crainte d'inflammation trop vive.

BENZO-NAPHTOL

Par paquets de 0,50 à 1 gramme, en 4 ou 6 fois dans la journée.

Péroxyde de calcium P. Rochkovsky (de Varsovie). insoluble dans l'eau, dégage de l'oxygène d'une façon lente et continue. Dose quotidienne : 0,18 à 0,60 centigrammes dans du lait.

Eau oxygénée en lavement (ROCAZ).

LAVAGE INTESTINAL à l'aide d'un récipient d'environ 2 litres, muni d'un tuyau terminé par une sonde uréthrale No 25 Charrière, ou d'une sonde œsophagienne de Debove. Elévation du récipient 20 à 30 centimètres, position latérale droite. On doit éviter les solutions boriquées ou autres et s'en tenir à *l'eau pure bouillie,* salée à 7 °/oo. La température *de l'eau* sera inverse de la température du sujet.

---

(1) THIERCELIN et CHEVREY. — *Revue de thérapeutique médico-chirurgicale,* 1899.

La quantité à injecter varie leson l'âge, 1 litre chez
le nourrisson, 1 litre ½ vers 1 an ½, 2 litres ensuite.

Un à deux *lavages* par jour. Au besoin, un premier
petit lavage immédiatement rendu, puis un autre plus
copieux.

D. — *Contre la catarrhe intestinale.*

Peu ou pas de médicaments à la période aiguë (1),
la diète hydrique, les injections de sérum, les bains
suffisent.

Au bout de quelques jours, on peut employer :

1º Les astringents divers.

a TANNIQUES	{	Coings. Cachou. Ratanhia. Quinquina.
b		Tannigène.
SELS DE BISMUTH	{	Sous-nitrate. Benzoate. Salicylate, gallate (dermatol).

Salicylate de bismuth.	2 grammes.
Sirop de grande consoude. . . .	30 —
Eau de chaux.	60 —

Agiter avant de s'en servir.

Ou bien :

Dermatol	0 gr. 25 centigr.
Julep gommeux	60 grammes.

Une cuillerée à café toutes les heures.

Ou :

Racine de colombo.	1 gramme.
Eau bouillante	100 —

---

(1) Pierre MIR. — Traitement du choléra infantile (Thèse de
Paris, 1902) et *Gazette des Hôpitaux*, 31 mai 1902.

Passez et ajoutez :

Sous-nitrate de bismuth.	4 grammes.
Sirop de fleurs d'oranger. . . .	20 —

Une cuillerée à café avant chaque tétée.

(MARFAN).

Ou une variante :

Racine de colombo.	1 gramme.
Faire infuser dans l'eau.	75 —

Filfrer et ajouter :

Sous-nitrate de bismuth.	3 grammes.
Sirop d'écorces d'oragnes amères. .	15 —

A prendre par cuillerées à café toutes les deux heures.   (TRABANDT, de Schönbaum).

2º Plus tard, les opiacés, si besoin :

Elixir parégorique	10 gouttes.
Sucre de lait.	
Alcool de mélisse.	āā 5 grammes.
Acide lactique	1 —
Infusion de thé.	100 —

Par cuillerées à café toutes les demi-heures (à surveiller), pour un enfant de six à quatorze mois.

(D'ESPINE et PICOT).

Ou :

Extrait de ratanhia.	1 gramme.
Elixir parégorique	10 gouttes.
Sirop de coings.	20 grammes.
Décoction de riz.	60 —

Ou bien :

Extrait de bois de campêche. . .	4 grammes.
Teinture de cachou.	8 —
Sirop simple.	10 —
Eau de fenouil.	60 —

(WEST).

Une cuillerée à café trois par jour.

Décoction de bois de campêche.	5 à 18 gr. et jusqu'à 70 et 80 grammes.
Décoction de ratanhia. . . .	3 à 5 grammes.
Opium benzoïque.	2 à 4 —
Sirop de pavot.	10 à 20 —

Faire prendre toutes les deux ou trois heures une cuillerée à café, une cuillerée à dessert.

(SILBERMANN, de Breslau).

Ou :

Sous-nitrate de bismuth.	2 grammes.
Laudanum de Sydenham. . . .	1 goutte.
Cognac	10 grammes.
Sirop de coings.	20 —
Eau bouillie.	50 —

Agiter avant de s'en servir.
Ou :

Laudanum de Sydenham. . . .	1 goutte.
Sirop de cachou.	25 grammes.
Eau de chaux.	20 —
— de menthe	40 —

En général, on donne peu les opiacés et ordinairement à faibles doses. On obtiendrait cependant, d'après M. le Dr Borde (1), des résultats très favorables avec la morphine en sirop à doses élevées.

Voici les doses moyennes de sirop de morphine, non dangereuses (?) et nécessaires, d'après l'auteur :

1 mois.	2 à 3 grammes.	15 mois.	15 grammes.
3 —	5 —	18 —	16 —
6 —	9 —	21 —	17 —
9 —	11 —	24 —	18 —
12 —	13 —		

(1) BORDE. — Traitement par la morphine des gastro-entérites aiguës infectieuses des nourrissons (*Gazette hebdomadaire des sciences médicales de Bordeaux*. N°s 29, 36, 37, 38, 21 juillet, 8, 15, 22 septembre 1901, et tirage à part. — Imp. du Midi. **P.** Cassignol, Bordeaux, 1901).

On incorpore le sirop de morphine à environ 100 grammes de potion. Au début, on prescrit une dose un peu plus faible que la moyenne.

Une cuillerée à café bien régulièrement toutes les heures, jour et nuit.

D'après M. le docteur E. I. Loustverk (de Demiansk) le sulfate de quinine constituerait un très bon moyen de traitement des diarrhées aiguës ou chroniques chez les enfants en bas-âge.

Par exemple :

Sulfate de quinine.	2 grammes.
Acide suflurique dilué.	15 gouttes.
Sirop de framboise.	20 grammes.
Eau distillée	120 —

A prendre une cuillerée à café toutes les deux heures.

Contre la dyspepsie gastro-intestinale.

Opothérapie digestive, la *pepsine* ordinaire, le suc gastrique naturel, *gastérine* (de Frémont) dyspeptine (Hepp) pour l'estomac, la *pancréatine* ou mieux la pancréatine associée au ferment duodénal ou *entérokinase, eukinase* de Carrion et Hallion — ou le mélange pancréatique et intestinal, *pancréatokinase* de Carrion et Hallion.

Contre l'infection générale.

Bains froids, ne pas les manier brutalement. Température 32°, 30°, 28°, 27°, si l'enfant a plus de 39°, et de 25° et abaissée même jusqu'à 22°, si l'enfant a de 40 à 41° ; mais, toute proportion gardée, *eau d'autant moins refroidie que l'enfant sera plus jeune. Durée de l'immersion* pas plus de quelques minutes, 3 *minutes* en moyenne, *immersion plutôt que bain. Le médecin surveillera lui-même* le premier bain pour bien se rendre compte de la réaction du sujet.

Lorsque l'élévation de la température ne se produit que pendant peu de temps, quelques heures la soirée, on pourra réduire les pratiques hydrothérapiques à un *enveloppement froid* rapide ou même à de simples lotions froides.

Sérum artificiel.

En injection sous-cutanée :

Sulfate de soude	10 grammes.
Chlorure de sodium.	5 —
Eau distillée stérilisée.	1000 —

Ou :

Sulfate de soude.	10 grammes.
Phosphate de soude.	5 —
Eau	100 —

(LUTON).

A petite dose ; ½ à 1 seringue de Pravaz.

60 cc., 30 cc. à la fois, selon l'âge, répétées, 1, 2, 3 fois et plus dans la journée. Dans ces derniers temps, on a attiré l'attention sur l'abus qu'on avait fait des injections salées. Il faut donc en user et n'en pas abuser.

Ou mieux encore la formule suivante :

Eau stérilisée.	300 grammes.
Chlorure de sodium.	0,75 centigr.
Citrate ou benzoate de caféine. . .	0,75 —

à la dose de 50 à 60 cc. en 3 fois.

2º Dans le collapsus : l'hypothermie.

Bains chauds sinapisés.

Frictions stimulantes au vinaigre aromatique, à l'eau de Cologne.

Thé chaud au rhum.

Grog.

Liqueur ammoniacale anisée.

Injections sous-cutanées de caféine.

> Caféine . . . .   1 gr. 25
> Benzoate de soude. . . . . .   1 gr. 50
> Eau distillée, stérilisée et chaude. .   10 grammes.

Par quart de seringue jusqu'à 1 an, par demi ensuite, et répéter 3 ou 4 fois dans la journée. Injecter profondément dans les muscles.

De même, injections d'éther, injections de sulfate neutre de strychnine ou d'huile camphrée.

Injecter par ½ ou seringue entière.

> Glycérine pure stérilisée . . 3 centimètres cubes

ajoutez :

1 centimètre cube de la solution :

> Caféine . . . .   }
> Salicylate (et non benzoate de soude)   } àà 0,25 centigr.
> Eau distillée q. s. p. . . . . . .   1 centimètre cube

Ajoutez enfin :

> Alcool camphré à 1 p. 10 . . . .   1 gramme.

Ou :

> Alcool camphré à 1 p. 10. . . . .   1 gr. 25 centigr.
>
> (A. CLARET).

5 cc. = 0,25 de caféine et 0,10 de camphre.

Inhalations d'oxygène.

TRAITEMENT DES COMPLICATIONS

Rien de spécial ; comme en toute autre occasion.

TRAITEMENT DE LA CONVALESCENCE

Retour lentement progressif à l'allaitement et à

l'alimentation antérieure, sobriété, grande sévérité dans l'application des règles de l'hygiène alimentaire surtout et générale aussi, ceinture de flanelle autour du ventre.

Thérapeutiquement, frictions excitantes, bains toniques, salés, sulfureux.

Dans les cas assez fréquents où les fonctions stomacales restent un peu languissantes, maintenir quelque temps l'emploi de la solution chlorhydrique à 2 °/oo ; y joindre parfois la pepsine et autre ferment.

A la suite des affections gastro-intestinales, il se crée un certain état de parésie intestinale et aussi de parésie digestive intestinale. En ce cas, contre la parésie intestinale : petites doses de préparations strychniques, d'ipéca à dose minime, par exemple associés :

> Teinture de noix vomique. . . . 5 grammes.
> Teinture d'ipéca . . . . . . 0 gr. 20

Une ½ à 1 goutte, deux ou trois fois par jour, dans un peu d'eau ; augmenter petit à petit jusqu'à 2 ou 3 gouttes. En plus, massage abdominal et petits lavements froids, qui font effet de douche.

Contre cette parésie digestive intestinale, pancréatine, ou mieux pancréatokinase (vider le contenu des capsules pour le donner ensuite aux jeunes enfants, qui n'avaleraient pas les enveloppes de gluten), maltine séparément ou ensemble.

De toutes ces séquelles résulte un certain degré d'*anémie*, une certaine débilité générale. Il ne faut pas hésiter à recourir à la *cure d'air*, en pleine campagne, parfois au bord de la mer, mais ici il faut agir avec grande prudence, le séjour à la plage possède en général une action trop excitante pour les jeunes bébés.

Cure thermale : Chatel-Guyon, Brides, Montmirail, Plombières, Pougues, St-Nectaire, Salins, Allevard.

Vers intestinaux.

Les entozoaires intestinaux chez l'enfant comprennent :

I. Trois espèces d'helminthes nématoïdes, filiformes ou ronds.

1º L'*ascaride lombricoïde* (Ascaris lombricoïdes. L) lombrics qui habite l'intestin grêle.

2º L'oxyure vermiculaire (Oxyurus vermicularis Rad.) qu'on trouve dans le gros intestin et plus spécialement le rectum.

3º Le *tricocéphale.*

4º Pour mémoire l'*ankylostome* possible.

II. Deux espèces d'helminthes cestoïdes ou rubannés englobés vulgairement sous la dénomnation générale de ver solitaire.

1º Le ver solitaire proprement dit ou tænia) Tænia somium L).

2º Le tænia inerme (Tænia mediocanellata, Kuchenmeister); le botriocéphale (Botriocephalus latus, Bresmer).

Tous deux vivent à l'état adulte de leur évolution dans l'intestin grêle.

1º *Oxyures vermiculaires.*

Grands *lavements saturés de sel marin*, répétés au besoin matin et soir, pendant 5 à 6 jours, 8 jours, au besoin, paraissent souvent suffisants. De même les lavements au vinaigre, à l'eau additionnée de térébenthine. Il en est de même de la décoction de feuilles de noyer, d'oignon.

On a prescrit aussi les mêmes lavements avec l'*eau naphtolée* à 2 º/oo.

Ou un mucilage de gomme ou de graine de lin tenant en suspension de 0,05 à 0,20 centigrammes de *calomel* selon l'âge. (TROUSSEAU).

Bouchardat conseillait un lavement avec :

Sulfate acide de quinine	0,50 centigr. à 1 gr
Eau	50 grammes.

On a donné aussi des lavements *à la suie*. C'est un remède populaire.

Suie de bois.	25 grammes.
Eau	500 —

Faire bouillir un quart d'heure.

Passer sur un linge fin.

Administrer une demi-heure avant le coucher.

Le simple *lavement à l'eau de savon,* au savon blanc peut rendre service.

Le lavement de tabac à 2 gr. pour 250 gr. a été prescrit. Il ne faut pas augmenter la dose et ne l'administrer qu'à un certain âge. Peut être dangereux.

Au même usage les lavements d'huile de foie de morue. Inutiles et dangereux, les lavements au sublimé, même à dose faible.

Le *thymol* serait un anthelminthique, on l'a employé avec succès contre l'helminthiase et l'ankylostomasie. On peut utiliser l'*uréthane de thymol* ou éther thymol-carbonique, cristaux blancs, peu solubles dans l'eau, presque insipides, qui n'est pas attaqué par le suc gastrique et, par suite, ne trouble pas l'estomac et se décompose assez rapidement, mais au fur et à mesure de sa progression, dans le milieu alcalin intestinal, en mettant le thymol en liberté. On l'a donné en lavement contre les oxyures.

Thymol	4 grammes.
Huile d'amandes douces.	20 —
Jaune d'œuf.	Nº 1
Eau	120 grammes.

L'infusion de tanaisie ou le mélange des *espèces* dites anthelminthiques qui comprennent :

Sommités fleuries de tanaisie .	
» de grande absinthe . .	8 à 10 gr. en infusion.
Capitules de semena-contra . .	
— de camomille . . .	

Comme moyen médicamenteux, le *calomel* à dose purgative expulse bien les oxyures, on l'associe du reste à la *santonine*. D'autres purgatifs pourraient produire une action analogue.

Santonine	0 gr. 05 centigr.
Calomel	0 gr. 10 —

M. S. A. pour un paquet. Faire trois paquets semblables.

A prendre un paquet le matin pendant trois jours de suite.

Il agit aussi sur les ascarides.

L'introduction d'un *suppositoire* contenant une certaine proportion d'onguent mercuriel débarrasse le plus souvent l'enfant de ses oxyures.

Aussi :

Onguent hydrargyrique	0 gr. 25 centigr.
Oxonge benzoinée	
Cire blanche	ââ 0 gr. 50 —
Beurre de cacao.	2 grammes.

Pour un suppositoire. (COMBY).

Contre les démangeaisons de l'anus provoquées par les oxyures en pérégrinations extra-rectales :

Calomel ou Turbith minéral. . . .	5 grammes.
Vaseline	20 —

Ou simplement l'onguent mercuriel simple, en application au niveau de l'anus gros comme un pois.

2° *Ascarides*.

Les ascarides résistent aux moyens externes par suite de leur siège dans l'intestin grêle.

Ils exigent certains médicaments qui, en général, peuvent aussi s'employer contre les oxyures.

Le *semen-contra* (Semen contra vermes) constitue un médicament couramment utilisé comme vermicide.

Il est bien accepté même en nature, malgré sa saveur amère. Son odeur est plutôt aromatique. On peut formuler :

    Poudre fraîchement pulvérisée de semen-contra.   0,30 à 0,50
    Miel .   .   .   .   .   .   q. s. pour une lectuaire.   par année d'âge.

On peut du reste faire incorporer de même la poudre à des confitures de groseille ou autres.

On donne la dose en 2 fois, chaque matin et chaque soir, pendant 3 ou 4 jours consécutifs jusqu'à production de l'effet désirable.

On remplace parfois le semen contra par la *santonine*, glycoside qui, chimiquement, représente un dérivé plus ou moins complexe de la naphtaline.

En dehors de la xanthopsie, la santonine peut donner lieu à des troubles d'accommodation, diplopie, vertiges, bourdonnements d'oreilles, même à de l'incoordination motrice.

L'huile essentielle de semen-contra aurait plus d'action que la santonine (G. POUCHET).

La santonine pourrait se prescrire soit en nature, la poudre seule ou incorporée au miel ou à des confitures, en tablettes ou pastilles du Codex de 0,01 centig. ou bien incorporée à du chocolat, en dragées de 0,01 à 0,02 par dragée, sous forme de biscuits vermifuges de 0 gr. 05, ou bien en solution huileuse.

    Santonine .   .   .   .   0,01 à 0,10.
    Huile d'olive ou huile de ricin.   .   .   60 c. c.
                                   (KUCHENMEISTER).

Cette incorporation dans l'huile aurait même l'avantage de faciliter son passage dans l'intestin sans qu'il y ait d'absorption stomacale. Le tannin ferait de même.

On associe la santonine parfois au calomel ou encore au jalap dans différentes formules.

Dose : Pas avant 2 ans ; après 2 ans, 0,02 à 0,05.; adulte, 0,10 à 0,15.

La *santonine* semble une substance sujet à caution, *dangereuse*, et M. Pouchet (1) voudrait la voir rayer de la thérapeuthique courante.

Le mélange d'algues marines, connu sous le nom de *mousse de Corse*, n'a pas un maniement aussi délicat. Une espèce de gélose forme son principe actif.

Son activité n'est pas énorme, mais elle est bien acceptée.

Voici la formule de Bouchardat :

    Mousse de Corse. .   .   .   .   .   .   5 à 10 grammes.
    Lait bouillant 100   —

Infuser un moment, passer à travers un linge et ajouter :

    Sirop de sucre. .   .   .   . 20 grammes.

La dose est de 2 grammes pour 2 ans, puis 2 *grammes* environ *par année d'âge* après 2 ans.

Comme vermifuge et succédané de la mousse de Corse :

    Infusé de coralline.   .   .   .   .   .   8 à 10 gr.
    Sirop de miel.   .   .   .   . 32 grammes.

A prendre en 5 ou 6 jours.

    Coralline .   .   .   . ⎫
    Valériane   .   .   .   .   .   . ⎬ ââã 8 grammes.
    Semen contra .   .   .   .   . ⎭

Faire une infusion, à administrer en clystère.

---

(1) POUCHET. — Considérations pratiques sur les anthelminthiques. (*Journal de médecine interne*, 6ᵉ année, Nᵒ 2, 15 janvier 1902, p. 11).

Pouchet indique aussi la *noix d'arec* somme un vermifuge, sans danger. Il n'a pas de saveur et agit par son principe actif, l'arécoline, et aussi par son tannin. Encore ou seneçon en infusion ou la sénécine (Frick).

On le donne sous forme de poudre fraîchement préparée, à la dose d'environ 4 grammes.

On s'est servi de l'oyxde de cuivre comme vermifuge :

Oxyde de cuivre noir. . . . . . .   6 grammes.
Craie préparée   2   —
Talc de Venise.   12   —
Glycérine   10   —

                                        (SCHMIDT).

pour faire 120 pilules.

A prendre, pendant la première semaine, 2 pilules quatre fois par jour et, pendant la semaine suivante, 3 pilules quatre fois par jour.

Ou encore :

Oxyde de cuivre. . . . .   3 grammes.
Craie   1   —
Poudre d'agaric blanc.   6   —
Glycérine   5   —

Pour 60 pilules. En donner 2 deux fois par jour pendant 15 jours, ensuite on donne dix à quinze grammes d'huile de ricin.   (FILATOFF).

La spigelie (Spigelia anthelminthica), plante de l'Amérique équatoriale, peut se donner ainsi :

Spigelie (plante desséchée). . . .   20 grammes.
Eau   200   —

Faire infuser et ajouter :

Sirop de fleur d'oranger. . . . .   30 grammes.

On peut faire prendre à l'enfant vermifuge et purgatif sous cette forme :

4*

Calomel	0,05		par année
Racine de jalap pulvérisée. . .	0,10 à 0,20		d'âge.
Semen-contra	0,50		

comme le donnait Davaine.

Cascara sagrada comme anthelminthique et tænifuge.

| Extrait fluide de cascara sagrada. . | 24 grammes. |
| Sirop d'écorces d'oranges amères. . | 100 — |

(J. STEPHENS).

M. — A prendre tous les jours, pour enfants : trois demi-cuillerées à café.

3° *Tricocéphale.*

Thymol	1 gramme.
Huile d'olive	4 —
Gomme arabique	2 —
Sirop d'écorces d'oranges amères. .	20 —
Eau distillée	40 —

(METCHNIKOFF).

Prendre chaque matin par cuillerée, purgatif le soir.

Répéter trois jours de suite, surtout comme prophylactique de l'appendice, pour l'expulsion des œufs du tricocéphale.

4° *Tænia.*

Les moyens précédents n'ont pas d'effet sur les tænias. Contre ceux-ci on doit diriger d'autres préparations.

Il n'y a pas de médication absolument spéciale pour chacun des trois principaux tænias qu'on rencontre dans l'intestin de l'homme.

De tous les tænifuges, le plus simple, le plus maniable et, en somme, le mieux accepté, c'est encore les *semences de courge* ou de citrouille.

Les graines doivent être fraîches, mondées, c'est-à-dire débarrassées de leur première enveloppe blanchâtre résistante, mais on doit leur conserver la fine cuticule verdâtre qui recouvre les cotylédons.

Les enfants croquent volontiers les graines ainsi préparées, qu'on peut, si l'on veut, faire rouler dans de la poudre de sucre ordinaire ou vanillé.

On peut aussi faire confectionner l'émulsion suivante :

Graines de courge *fraîches*, mondées
    avec leur cuticule verte. . . .   50 à 60 gr.
Sucre . . . .   60 grammes.

Piler en pâte homogène, humecter avec :

Eau de fleur d'oranger. . . . .   30 grammes.

Délayer dans et agiter fortement avec :

Eau bouillie . . . .   200 grammes.

On peut modifier cette formule en aromatisant avec de la menthe, du citron, etc.

A prendre en 2 fois, à une demi-heure d'intervalle.

C'est l'*anthelminthique de choix pour l'enfant*. C'est à la fois utile et dulce, tuto et jucunde. C'est la préparation qu'il faut toujours commencer par essayer.

Comme avec les autres tænifuges, il est nécessaire : 1º de faire observer *la veille* un *régime lacté* plus ou moins exclusif, au moins au repas du soir ; 2º de nettoyer le tube digestif par un *lavement préalable* à l'eau ordinaire ; 3º de faire prendre, d'une demi-heure à 2 heures après, un *purgatif*, par exemple de l'huile de ricin pour expulser le ver, dont la vitalité a été compromise par le médicament, à moins que le purgatif n'ait été adjoint au tænicide dans une même préparation.

Lorsque l'effet de la purgation se fait sentir, on doit faire asseoir le jeune sujet sur un vase rempli d'eau tiède, de façon que le ver, à sa sortie de l'anus, ne se brise pas, soutenu qu'il est par l'eau. On augmente ainsi les chances d'expulsion de la tête, point capital dans la médication tænifuge.

On peut joindre le purgatif au tænifuge, ainsi que le donne la préparation indiquée par P. Le Gendre :

Semences de courge mondées. . .   60 grammes.

Triturées avec :

Huile de ricin. . . . .   30 grammes.

Verser dans looch blanc du Codex N° 1.

Le kousso, à la dose de 5 à 10 *grammes* (Bagïnsky), convient surtout et exclusivement dans la *seconde enfance* (J. Comby), dans du miel ou de la confiture. On emploie des *fleurs récentes* en infusion pendant 3 heures. On passe ou mieux on avale le tout.

L'*extrait éthéré ou huile éthérée de fougère mâle* (polypodium filix mas, L) se prescrit assez souvent. Il agit par l'acide filicique contenu dans les rhizomes de la plante.

Il faut que la plante soit fraîche au moment de la confection de la préparation officinale.

La *dose* est de 0 *gr*. 50 *centigr*. *par année d'âge*. On doit purger quand on emploie ce médicament, non avec l'huile de ricin qui solubilise le principe actif toxique, mais avec le calomel (Pouchet). On ne devrait donc pas se servir des formules qu'on a pu donner et qui seraient contraires à cette règle.

On peut se contenter de l'infusion du rhizome frais réduit en poudre.

Ou bien :

Alcool chloroformé à 10 % . . . .   8 grammes.
Essence de térébenthine rectifiée. .   5   —
Extrait éthéré de fougère mâle . .   3   —
Glycérine   15   —

M. S. A. A prendre une cuillerée à soupe d'heure en heure.

Assez souvent on incorpore tænifuge et purgatif.

Extrait éthéré de fougère mâle		
Poudre de fougère mâle . .	ââ	0,50 par année d'âge.
Calomel.		0,05 par année d'âge.

Partagez en 10 doses sous forme de bols : donner de 10 en 10 minutes jusqu'à effet.

Extrait éthéré de fougère mâle.		
Poudre de kousso.		ââ 0,30 par année d'âge.
Calomel		0,05.

On peut utiliser les globules de certaines spécialités, globules tænifuges de Secretan, etc.

Une bonne formule à recommander est celle qu'a publiée M. Descroizilles, qu'on peut transcrire ainsi en réglant la dose selon l'âge.

Huile éthérée de fougère mâle.	0,50 par année d'âge.
Calomel	0,05 par année d'âge.
Sucre	
Gélatine	q. s.

Pour une gelée à donner en une fois. On peut, en plus, aromatiser.

Le kamala, d'un usage peu répandu, est donné aussi par quelques-uns, seul ou associé ; ainsi M. le professeur Monti (de Vienne) formule :

Kamala pulvérisé	15 à 20 gr.
Extrait éthéré de fougère mâle. . .	8 à 10 gr.
Sirop d'écorces d'oranges. . .	
Poudre de gomme.	q. s.

Pour faire des cachets. Pour les enfants d'un certain âge, 2 grammes de kamala, suffisent. Il y a une teinture de kamala, la dose est à peu près celle de la plante en nature.

A la dose de 4 à 6 *grammes* par année d'âge, *l'écorce de racine fraîche de grenadier* peut s'administrer en *macération* dans 1 litre d'eau pendant 1 à 2 jours ou

4**

seulement 12 heures, et réduire à 250 à 300 gr. en *décoction*, bouillie une demi-heure à feu doux. Tamiser et faire prendre en 4 fois à une demi-heure d'inter-valle.

> Ecorce de racine de grenadier.   4 à 6 gr. par année d'âge

Faire macérer 12 heures, faire bouillir, filtrer et ajouter :

> Sirop d'éther . . . . . . } àà 40 grammes.
> Sirop de menthe. . . . . . }

A prendre le matin à jeun.

La racine de grenadier peut donner lieu à des ver-tiges, des crampes dans les mollets.

La pelleiérine, l'alcaloïde du grenadier, ne doit pas s'employer chez les enfants. Elle provoque encore plus de désagréments que l'écorce mère.

Quand la médication tænifuge n'a pas réussi à provoquer une expulsion complète, la tête comprise, il faut, avant de récidiver, attendre un temps suffi-sant pour que de nouveaux anneaux soient rendus, en général 2 ou 3 mois.

Voici quelques autres formules de tænicides à l'usage des enfants :

> Extrait de fougère mâle. . . } àà 4 grammes.
> Gomme arabique pulvérisée. . }
> Sirop d'éther . . . . . .   40 grammes.
> Eau distillée de menthe. . .   100 —

Le chloroforme peut servir de tænifuge (Léger. *Gazette hebdomadaire de Bordeaux*).

Le premier jour, diète lactée, tout au moins au repas du soir ; lavement purgatif dans la soirée.

Le deuxième jour, prendre en quatre fois, à des intervalles de trois quarts d'heure, la potion sui-vante :

Chloroforme . . . . 4 grammes.
Sirop de sucre. . . . . . . 30 —
Eau . . . . 20 —

Entre la troisième et la quatrième prise, absorber 30 grammes d'huile de ricin ou 35 grammes d'eau-de-vie allemande.

A prendre en 1 ou 2 fois.

Poudre de fleur de kousso. . . . 10 à 15 parties.
Sucre . . . . 20 à 30.

Confectionner des granules.

L'acide salicylique peut servir de tænicide. Le malade ne dîne pas la veille et prend le soir :

Huile de ricin. . . . . 30 grammes.

Le lendemain matin, à sept heures :

Huile de ricin. . . . . 15 grammes.

Puis à huit heures, neuf heures, dix heures, onze heures :

Acide salicylique . . . . . . 1 gramme.

Pour un cachet Nº 4. Si au quatrième cachet le tænia n'est pas expulsé, le malade reprend :

Huile de ricin. . . . . 15 grammes.
(Doses d'adulte). (OZEGOUSSKI).

On a encore donné cette potion tænifuge composée au chloroforme et à l'huile de croton :

Rec : Huile de croton. . . . . I goutte.
Chloroforme . . . . 4 grammes.
Sirop simple . . . . 35 —

M. — A prendre en une fois, le matin à jeun.

H. G.

Constipation.

Trouble fonctionnel fréquent, la constipation demande une sérieuse attention chez l'enfant.

1° Chez le nourrisson, combattre la constipation de la mère ou de la nourrice, principalement par le régime approprié (végétaux herbacés, graisses) plutôt que par les purgatifs vrais.

2° Surveiller l'hygiène alimentaire ; chez les nourrissons *a*) régularité des têtées, intervalles suffisamment éloignés entre chaque têtée, 3 heures à 4 heures ; *b*) quantités non exagérées de lait à chaque têtée ; chez les enfants en sevrage, sèvres ou plus grands, régime végétarien bien observé, adjonction de beurre frais.

3° Au point de vue médicamenteux, lavages intestinaux à jours espacés à l'eau tiède avec 5 à 7 °/oo de chlorure de sodium.

Tous les 2 ou 3 jours, doses laxatives d'huile de ricin, 1 gr. environ par année d'âge.

Ou encore le *cascara sagrada*, soit en poudre 0,02 par année d'âge, dans de la confiture de groseille.

La magnésie, seule, ou avec addition à partie égale de sucre de lait, qui augmente sa puissance évacuante, délayée dans un peu de lait.

Ou un laxatif composé :

Follicules de séné lavés à l'alcool et pulvérisés	āā 15 gr.
Réglisse en poudre	
Soufre lavé	10 gr.
Crème de tartre	2 —
Vanille en poudre	1 —
Sucre	37 —

A donner selon l'âge par cuillerée à café, à dessert ou à bouche, le soir en se couchant ; effet le lendemain matin.

Pour l'administration, délayer dans un peu d'eau.

Chez les enfants, surtout chez ceux qui sont déjà un peu grands, on peut prescrire les eaux minérales purgatives à base de magnésie, ou de soude, qui, en général, renferme une cinquantaine de grammes de sels purgatifs dont la composition est analogue, l'eau d'Hunyadi-Janos, par exemple, qui en renferme 58 grammes dont voici la nomenclature et qui pourra servir de type :

Analyse de Justus von Liebig (*en* 10.000 *unités de poids*) :

Sulfate de magnésie	160.158
— de soude	159.148
— de potasse	0.849
Clorure de sodium	13.050
Carbonate de soude	7.960
— de chaux	9.330
Acide silicique	0.011
Oxyde de fer et alumine	0.012
Acide carbonique libre et mi-dégagé	5.226

Doses : Comme purgatif, une cuillerée à soupe, environ 15 grammes par année d'âge; comme laxatif, une cuillerée à café ou à dessert, selon la résistance du sujet.

On peut donner l'eau minérale, soit pure, soit plutôt dans un peu de lait ou une infusion de tilleul.

Dans les constipations rebelles, on a recours à la noix vomique; teinture, I goutte par année d'âge.

Electricité.

Massage.

Cure de Châtel-Guyon, Montmirail, Plombières.

4***

V. — AFFECTIONS DES REINS

Colique néphrétique.

1º Bains tièdes, prolongés 1 demi-heure.

2º Entre les bains, appliquer sur les régions d'où partent les douleurs, un grand cataplasme très chaud, renouvelé fréquemment et, en cas d'insuccès, un morceau de flanelle plié en quatre, trempé dans de l'eau très chaude, bien exprimé et arrosé de dix à vingt gouttes de chloroforme. On recouvre cette compresse d'un morceau de taffetas gommé.

3º Potion par cuillerée à dessert de demi-heure en demi-heure :

Antipyrine	50 centigr. à 1 gr.
Eau chloroformée saturée. . . .	30 grammes.
Eau de tilleul.	60 —
Sirop d'éther	
Sirop de belladone.	} ââ 10 —
Sirop de fleurs d'oranger. . .	

4º Si la potion est vomie, recourir à la piqûre de morphine : à dix gouttes de solution à 1 p. 200 pour un enfant qui a dépassé cinq ans.

5º Toutes les deux heures, donner une tasse de lait coupé par moitié d'eau de Contrexéville (Pavillon), d'Evian ou Martigny

6º Toutes les deux heures, dans l'intervalle, lavement d'eau froide, à garder aussi longtemps que possible.

Néphrite aiguë.

1º A. — *Purgatif*, soit par la bouche :

Sulfate de soude, 2 grammes par année d'âge, sulfate de magnésie, 1 gramme par année d'âge.
Huile de ricin, 2 grammes par année d'âge jusqu'à 2 gr. 50.

Séné en poudre, 0,20 à 0,30 centigr. par année d'âge.
Coloquinte, 0,01 centigramme d'extrait par année d'âge.
Teinture de jalap composée, seule ou associée au sirop de nerprun,
 1 gr. 50 par année d'âge.
Scammonée, 0,05 centigr. de poudre par année d'âge.

Soit en lavement :

Sulfate de soude. . . . . 10 à 15 gr.
Miel de mercuriale. . . . . . . 20 à 60 gr.
Eau . . . . 250 à 300 gr.

On peut ajouter du séné, 4 à 10 grammes, selon
l'âge.

B. — Asepsie gastro-intestinale plutôt qu'antisepsie.
Soit, pour l'intestin :

Charbon de peuplier en poudre fine. . . . 10 grammes.
Benjoin   —   —   1   —
Miel. 30   —

On peut ajouter du chocolat, qui fait mieux accepter la préparation.
Pour l'estomac :

Eau chloroformée saturée. . . | àà 125 grammes.
Sirop de fleurs d'oranger. . . |

Par cuillerée à bouche, à dessert ou à café selon
l'âge, toutes les heures ou toutes les 2 heures.

Fluorure d'ammonium. . . . . . 0 gr. 30.
Eau . . . . 300 grammes.

3 à 6 fois par jour, une cuillerée à dessert ou à
bouche.
2º *Régime lacté absolu exclusif*, tant qu'il y a de
l'albumine d'une façon notable.
Quand l'albumine est en grande décroissance, per-
mettre quelques farineux.
3º *Révulsion sur la région rénale.*
Sinapisation : cataplasmes sinapisés répétés, sinapismes en feuille.

Frictions sèches au gant de crin sur tout le corps, en insistant sur la région rénale.

Frictions aromatiques chaudes.

Vinaigre blanc.	300 grammes.
Essence de térébenthine. . .	1 —
Alcoolat de thym	
— de lavande	
— de sauge.	${\bar{a}\bar{a}\bar{a}\bar{a}\bar{a}}$ 1 —
— de romarin	
— de girofle.	

Cataplasmes de graines de lin chaud, sachets de sable chaud.

Faire porter des chemises de flanelle, ceinture de flanelle.

Ventouses sèches, 10, 15, 20, 25, selon l'âge.

Ventouses scarifiées, une ou deux de chaque côté chez les enfants au plus de 5 ans et forts.

Ou sangsues, 1 à 3 de chaque côté, de même selon âge et force.

4° Diurétiques : En dehors du lait pris par *petites quantités à la fois,* surtout boissons aqueuses et abondantes :

Tisane de chiendent simple ou nitrée.
— de queues de cerises.
— de stigmate de maïs.
— de baies de genièvre.
— d'uva ursi.

Ou bien :

Fleur de genêt.	20 grammes.
Baies de genièvre.	10 —
Eau bouillante	1000 —
Sirop des cinq racines. . . .	50 —

A prendre comme tisane.

Ou :

Limonade citrique.
— tartrique.
— chlorhydrique.

Eaux minérales : Evian, Saint-Nectaire, Vittel, Contrexéville, Martigny, Vichy.

Lavements d'eau répétés et gardés, eau simple stérilisée ou solution salée de 5 à 7 °/oo.

> Digitale, teinture, II gouttes par année d'âge.
> Caféine, 0 gr. 05 centigr. par année d'âge.
> et surtout théobromine, 0,06 à 0,10 cent., même jusqu'à 0,25 centigr. par année d'âge.
> en suspension dans une potion mucilagineuse.

Ou mieux :

> Théobromine . . . .   0,06 à 0,10 par année d'âge.
> Sucre vanillé . . . . .   } ãã   4 à 6 grammes.
> Poudre de cacao . . . .

En poudre ou en pastilles, à donner par fractions dans la journée.

En cas de menace d'urémie :

1° Purgatif.

2° Saignée locale et même générale, mais dans les conditions d'âge et de force requises.

3° Injection sous-cutanée, intra-veineuse (?) de *sérum artificiel* en ampoules stérilisées, ampoules Ducatte ou autres.

4° Benzoate de soude, 1 à 1 gr. 50 par année d'âge.

Eviter les médicaments toxiques et irritants du rein. Cantharidate de soude (??).

Repos au lit.

Convalescence : Régime lacto-végétarien, lait, farineux, œufs, fruits cuits, fromages cuits, gruyère ou fromage blanc. *Cure d'air.*

Cure hydro-minérale : surtout Saint-Nectaire-le-bas, Evian, Vittel, Contrexéville, Martigny, Vichy.

Frictions sèches ou aromatiques.

Tannin.

VI. — AFFECTIONS DES VOIES GÉNITALES

Vulvite infantile.

PROPHYLAXIE. — Défense absolue de promiscuité de lit, d'ustensiles de toilette ou autres, serviettes, éponges, canules, bains de siège, baignoires, vase de nuit, thermomètre, piscine, de linge de corps, etc., etc.

Surveiller la propreté des water-closets communs.

Surveiller l'existence d'oxyures vermiculaires, l'onanisme.

Dans les agglomérations d'enfants, hôpitaux etc. : isoler les enfants atteints de vulvite; dans les asiles, crèches, écoles, renvoyer si possible, ou pansement occlusif réel, et surveiller.

TRAITEMENT. — A) LOCAL. — Laver, absterger, seringuer.

1° *Cas très légers*, sécrétion muco-purulente à peine purulente, avec :

> Eau boriquée sursaturée.

Ou :

> Décoction de feuilles de noyer ou de roses de Provins.

Ou :

> Coaltar saponiné, une cuillerée à bouche pour un litre d'eau.

2° *Cas légers* :

> Coaltar saponiné à doses plus élevées, 2 à 4 cuillerées à bouche pour un litre d'eau.

Ou :

Résorcine	10 à 20 gr.
Eau distillée	1 litre.

3° *Cas moyens* :

Permanganate de potasse. . . .	0 gr. 25 centigr.
Eau bouillie	1 litre.

Ou :

Sulfate de cuivre	0,50 à 1 gr.
Eau distillée.	100 grammes.

Ou bien :

Ichtyol	1 à 2 gr.
Eau bouillie	1 litre.

4° *Cas intenses* :

Permanganate de potasse. . . .	0,50 à 1 gr.
Eau bouillie	1 litre.

Ou :

Sublimé	0,10 à 0,20 jusqu'à 0,50 (?)
Eau distillée. . . .	1 litre.

Ou :

Liqueur de Van Swieten, à couper d'eau dans les mêmes proportions.

Ou bien :

Nitrate d'argent. .	0,50 à 1 g. jusqu'à 1,50 (?)
Eau distillée. . .	100 gr.

Lavage ou injection suivie d'une irrigation à l'eau salée, ou bien d'abord injection et lavage à l'eau chaude boriquée ; assécher et faire un simple badigeonnage, comme pour l'ophtalmie purulente, puis neutraliser avec une solution de chlorure de sodium.

Ne pas renouveler chaque jour. Alterner avec des irrigations plus anodines.

Assécher, en tamponnant avec un tampon d'ouate hydrophile qu'on mettra dans le feu.

Puis poudrer avec :

> Acide borique finement pulvérisé.　．　} àà
> Talc de Venise. ．　．　．　．　．

Ou :

> Dermatol seul.

Ou :

> Dermatol ．　．　．　．　．　．　．　} àà
> Aristol ．　．　．　．　．　．　．

Ou bien :

> Talc de Venise ．　．　．　．　．　．
> Oxyde de zinc. ．　．　．　．　．　} àà
> Sous-nitrate de bismuth. ．　．　．

Interposer un petit tampon d'ouate entre les grandes lèvres pour en empêcher le contact. Ouate par dessus. Maintenir le tout bien en place à l'aide d'une compresse, d'un mouchoir, d'une serviette, attachée à une ceinture formant bandage en T.

On peut aussi imbiber le tampon d'ouate avec *l'eau blanche* ou bien la solution de Burow.

> Alun ．　．　．　．　．　．　．　．　．　1
> Acétate de plomb. ．　．　．　．　10
> Eau ．　．　．　．　．　．　．　．　200.

Ou bien :

> Glycérine ．　．　．　．　．　．　．　25 grammes.
> Tannin ．　．　．　．　．　．　．　．　1 　—

Ou bien :

> Vaseline boriquée à 10 %.

Ou bien :

> Vaseline boriquée à 10 %. ．　．　．　15 grammes.
> Salol ．　．　．　．　．　．　．　．　．　0,10 à 20 centigr.

INDICATIONS PARTICULIÈRES

1º En cas d'*œdème de la vulve* ou de *croûtes* sur les grandes lèvres : bains locaux, bains de siège, compresses chaudes, humides, boriquées ; pansement humide à l'ouate hydrophile, aseptique ou boriquée.

Bain général, simple, boriqué, bain de siège à l'écorce de chêne. Repos au lit.

2º *Uréthrite* : Injection au permanganate ; crayon à l'ichtyol, au salol, à la créoline, à l'iodoforme, à la thalline.

3º *Vaginite* : Injection au delà de l'hymen, avec une seringue munie d'un embout de caoutchouc ou portant un bout de tube de caoutchouc, de drain, par exemple.

Désinfection des seringues, canules, tubes de caoutchouc, etc. ; les conserver dans un liquide antiseptique, solution de lysol à 2 % de formol.

B) GÉNÉRAL. — *Médication iodée.*

Huile de foie de morue iodée à 1 jusqu'à 3 d'iode bi-sublimé et plus pour 1 litre d'huile de foie de morue.

Doses : de 1 à 3 cuillerées à dessert ou à bouche, selon l'âge, selon l'intensité des manifestations strumeuses.

Sirop de raifort iodé.

Solution iodo-iodurée.

Iode bi-sublimé	2 grammes.
Iodure de potassium.	1 —
Eau distillée	1 litre.

Dose : une cuillerée à café ou à dessert, selon l'âge.

Sirop iodo-tannique, iodalose, solution de *glycérophosphate iodé*, ou :

```
Iodure  de  calcium.  .  .  .  .  .  .    6 grammes.
Eau de chaux.  .  .  .  .  .  .  .    50    —
Eau distillée de menthe.  .  .  .  .  100    —
```

2 à 4 cuillerées à café par jour. (P. Le Gendre).

Lait iodé, soit naturel, soit artificiel : chaque matin, une tasse de lait additionné d'une bonne pincée de gros sel gris de cuisine et de IV à X gouttes de *teinture d'iode*, selon l'âge et l'intensité des accidents. *Une à deux gouttes par année d'âge.*

Ferrugineux.

Glycéro-phosphates, hypophosphites, sirop d'hypophosphite de Churchill, lécithine, etc.

Bains sulfureux : Un ou deux par semaine.

Et quand la saison et la situation le permettent, cure hydrominérale. Soit les chlorures sodiques : La Bourboule, Uriage, Saint-Honoré-les-Bains, Luxeuil, Soit arsenicales : Salins, Salies-de-Béarn, La Mouillère-Besançon, La Motte-les-Bains ; ou magnésiennes : Châtel-Guyon, Brides, Saint-Nectaire-le-bas, Royat ; soit les sulfureuses : Barèges, Challes, Cauterets, Eaux-Bonnes, Allevard, Pierrefonds.

Bains de mer.

NEZ

Coryza aigu.

Salicylate de soude. . . . . . . 30 grammes.
Poudre de Dover. . . . . . . 3 gr. 60 centigr.
Essence de menthe poivrée. . . . I goutte.

Pour 20 paquets. Un paquet dans 1/4 de verre d'eau.

Un paquet toutes les trois heures, puis deux ou trois prises par jour. (F. WEITLANER).

Rhinite.

1° INSTILLATIONS

Menthol . . . . 0,30 centigr.
Huile d'olive stérilisée. . . . . 40 grammes.

Quelques gouttes à l'aide d'une seringue ou d'une petite cuiller.

Ou :

Menthol . . . . } āā 0,30 centigr.
Résorcine . . . .
Huile d'olive stérilisée. . . . 40 grammes.

(A. MALHERBE).

2° INHALATIONS

Chez les enfants plus grands, d'eau sulfureuse, d'eau de goudron, des fumigations émollientes.

Pommades.

Menthol . . . . } āā 0,50 centigr.
Salol . . . .
Chlorhydrate de cocaïne. . . 0,30 centigr.
Lanoline . . . . } āā 15 grammes.
Vaseline . . . .

(A. MALHERBE).

3º PULVÉRISATIONS

Bicarbonate de soude.	} ãã 0,50 centigr.
Biborate de soude.	
Eau distillée	30 grammes.

(A. MALHERBE).

à mettre dans un pulvérisateur à vapeur.

4º BAIN NASAL

Solution d'acide borique.
Ou :

Acide thymique	4 grammes.
Alcool	100 —
Eau distillée	900 —

Ou :

Aniodol	0,50 centigr.
Eau	1 litre.

(A. MALHERBE).

5º IRRIGATIONS

Glycérine boratée	4 grammes.
Eau distillée	500 —

Ou :

Permanganate de potasse. . . .	0,50 centigr.
Eau distillée	500 grammes.

6º POMMADES MODIFICATRICES

Menthol	1 gramme.
Lanoline	} ãã 15 grammes.
Vaseline	

Ou :

Menthol	} ãã 0,50 centigr.
Résorcine	
Lanoline	} ãã 15 grammes.
Vaseline	

Ou :

Iodol	} ââ 0,50 centigr. à 1 gr.
Résorcine	
Lanoline	} ââ 15 grammes.
Vaseline	

Ou :

Salol	2 grammes.
Huile de vaseline.	30 —

LARYNX

Œdème de la glotte chez les enfants.

Pulvérisation avec :

Alun	} ââ 5 grammes.
Tanin	
Extrait de ratanhia.	10 —
Eau	500 —

(COMBY).

Cinq à six par jour avec un pulvérisateur à main ou à vapeur.

Laryngite striduleuse.

1º Chambre vaste, aérée, atmosphère humide, vaporisations d'eau.

Deux éléments concourent à la constitution du stridulisme : 1º Le *gonflement inflammatoire* de la muqueuse laryngée ; 2º le *spasme nerveux*.

Le *traitement comprend* deux parties : 1º le traitement de *la laryngite proprement dite* ou *prophylactique de l'accès*, et 2º celui de *l'accès* ou *traitement d'urgence*.

1º TRAITEMENT DE LA LARYNGITE, prophylactique de l'accès de stridulisme.

A. — *Du gonflement inflammatoire.*

Au début, *purgatif* selon l'action dérivatrice plus

ou moins active qu'on désire produire (1) ; comme
médication douce :

Huile de ricin.   .   .   2 gr. à 2 gr. 50 au besoin 3 grammes
par année d'âge.

Comme forte dérivation du côté de l'intestin, la
scammonée, au jalap, soit :

Eau-de-vie allemande (teinture de
jalap composée) . . . . 1 gr. par année d'âge.

associée ou non au sirop de nerprun à dose égale ; ou
bien un lavement purgatif :

Sulfate de soude.   2 gr. à 2 gr. 50 } par année d'âge.
Miel de mercuriale. 1 gr. à 1 gr. 50 }
Eau   bouillante.   . 10 à 60 selon l'âge.

Comme *décongestif* des voies respiratoires, un *vomitif*
l'ipéca selon la formule classique :

Poudre d'ipéca . . . .   0 gr. 30.
Sirop   d'ipéca . . . .   30 grammes.

Pour un jeune enfant, ou même chez le nourrisson,
le sirop seul, par cuillerées à café, de 8 à 8 minutes,
jusqu'à vomissement.
Infuser dans eau :

Poudre d'ipéca . . . .   0,20 centigr.
Eau . . . .   100 grammes.

Ajouter :

Chlorhydrate d'ammoniaque . . .   0,60 centigr.
Extrait de réglisse . . . . .   10 grammes.

Une cuillerée à dessert toutes les 2 heures.

(TORDEUS).

---

(1) Voir *Gazette des maladies infantiles*. La médication purgative. Nᵒˢ 6 et 7, 6 et 13 février 1902, pages 43 et 52.

L'adjonction d'*émétique* demande plus de circonspection.

Ou bien encore :

Sulfate de cuivre. . . . .   0,15 à 0,50 centigr
Sirop simple . . . .   10 grammes.
Eau   40   —

une cuillerée à café toutes les 5 à 10 minutes jusqu'à vomissement.

On ajoutera des *révulsifs* sur le devant de la poitrine, et de préférence les *cataplasmes sinapisés* qu'on peut renouveler selon le besoin, en ne les faisant pas placer toujours au même endroit pour ménager la peau.

La pose d'une ou deux sangsues au cou, même chez les enfants forts, ne trouve que peu d'indication.

Bottes d'ouate.

Bains de jambes sinapisés.

Ces quelques prescriptions forment le fond même du traitement décongestif.

Fumigations, inhalations, vaporisations de vapeur d'eau pure ou chargée de principes médicamenteux, agiront localement sur la surface de la muqueuse.

Charger l'atmosphère de la chambre du malade de vapeur d'eau qu'on fera bouillir additionnée de :

Teinture de benjoin. . . . . . .   10 grammes.
Essence d'eucalyptus   5   —
Alcool rectifié   80   —
Eau distillée   100   —

(V. HERZEN).

Médicaments suivants :

Scille.
Benzoate de soude.
Chlorhydrate d'ammoniaque.
Ipéca (non plus comme vomitif, mais modificateur de la sécrétion bronchique).

Seuls ou associés, simplement dans un julep gommeux, dans un sirop calmant, par exemple :

Benzoate de soude. . . . . 1 gramme.	} par année
Eau distillée de laurier-cerise. . 0,80 à 1 gr.	} d'âge.
Sirop de menthe. . . . . 40 grammes.	
Eau de fleurs d'oranger . . . 20 —	

à prendre dans la journée en 3 ou 4 fois.

B. — De l'état spasmodique.

Bains tièdes et prolongés, bains simples, bains de
tilleul, au besoin bains de valériane.
Anti-spasmodiques :

Bromure.
Chloral.
Belladone.
Aconit.
Oxyde de zinc.
Laurie-cerise (eau distillée).
Musc.
Opiacés (?).
Chanvre indien.

Bromure à dose élevée et prolongée, comme le recommande M. H. Huchard (1), par exemple 4 à 5 grammes
par jour pour un enfant de 4 ans ½, et progressivement jusqu'à 1 gr. et 1 gr. 50 chez un enfant de
18 mois.

Bromure de sodium. . . . . . . 4 grammes.	
Sirop de tolu. . . . . . . 60 —	
Sirop de laurier-cerise. . . . . 20 —	

(BLACHE).

une cuillerée à café toutes les 2 ou 3 heures.

---

(1) H. HUCHARD : *Consultations médicales. — Clinique et thérapeutique.* 2e édition. J.-B. Baillière et fils, édit.. 1901. Laryngite
striduleuse grave des enfants, p. 75.

Ou :

Huile d'olive	
Sirop de guimauve	} àà 15 grammes.
Eau de fleurs d'oranger.	5 —

(BLACHE).

et donner par cuillerées à café, de 10 en 10 minutes.

Bromure de sodium.	1 gramme.
Sirop de chloral.	20 —
Sirop de tolu.	30 —

A prendre en trois fois dans la nuit, dans une tasse de lait chaud avec un jaune d'œuf (enfants de deux ans).

Une formule un peu trop polypharmaque (Guéneau de Mussy).

Sirop de fleurs d'oranger.	63 grammes.
— de codéïne	60 —
— de belladone	30 —
— d'éther	15 —
Bromure de potassium.	4 —
Musc	0,50 centigr.

Donner d'abord une demi-cuillerée à café en une fois, pur ou dans un peu d'infusion de tilleul à prendre en plusieurs fois, puis augmenter graduellement en surveillant l'effet.

Aconit dont on abuse un peu chez l'enfant (1).

L'alcoolature de racines d'aconit faite avec partie égale d'alcool à 90° doit être titrée à 0 gr. 50 % dont il faut LIII (cinquante-trois) gouttes au gramme.

Voici les doses recommandées :

1/2 à II gouttes de   0 à 15 mois.
III à V   —   de 15 mois à 3 ans.
V à VIII   —   de 3 ans à 5 ans.
VIII à XV —   de 5 à 10 ans.

(1) H. ECALE. — Des préparations officinales d'aconit. Thèse de pharmacie. Paris, 1902).

C'est donc une dose de 1 *goutte ½ par année d'âge.*

L'alcoolature de feuilles, moins active, peut être substituée à l'alcoolature de racines à doses doubles, mêmes triples.

```
Alcoolature de rac. d'aconit.    }  ââ  V à X gouttes.
Teinture de belladone . . . .
Sirop de chloral . . . . .        10 grammes.
Sirop de fleurs d'oranger. . .       20    —
Eau distillée de tilleul. . . .     120    —
```

par cuillerées à dessert, de ½ heure en ½ heure (enfants de 2 à 4 ans).

Autres médicaments :

```
Oxyde de zinc ou valérianate de          } par année
    zinc . . . . . . . . . .  0,02 à 0,03 }   d'âge.
Extrait de jusquiame . . .  0,003 à 0,005 )
Looch blanc . . . . . . .  40 à 60 grammes.
```

En deux ou trois fois dans la journée, comme l'indiquait Brachet.

```
Poudre de Dower. . . .  0,05 à 0,10 centigr. )
Eau distillée de laurier-cerise. 0,80 à 1 gr. ) par année
                                              )   d'âge.
Julep gommeux . . . . . .  60 grammes.
```

par cuillerées à café toutes les heures.

```
Extrait de chanvre indien . . . .  0.15 à 20 centigr.
Sirop de tolu . . . . . . .        20 grammes.
Eau distillée . . . . . . .       100    —
                                    (TORDEUS).
```

une cuillerée à dessert toutes les deux heures.

Lorsque l'enfant ne peut rien avaler, on administre en lavements :

```
Hydrate de chloral  .  .     0 gr. 15 à 0,25 par année d'âge.
Infusion de valériane .  .  50 grammes.
```

qu'on répète une seconde fois au besoin ; ou bien un suppositoire.

Bromure de potassium . . 0 gr. 20 à 0,40 par année d'âge.
Beurre de cacao . . . q. s. pour un petit suppositoire
d'enfant.

Si l'on doit agir plus rapidement : pulvérisation d'une solution de cocaïne, profondément dans la bouche, vers l'épiglotte et l'ouverture supérieure du larynx.

Chlorhydrate de cocaïne . . . . 0 gr. 10.
Bromure de potassium. . . . . 1 gramme.
Eau distillée d'amandes amères. . . 5 —
Eau . . . . 45 —

Injections sous-cutanées de morphine ou d'anti-pyrine.

Antipyrine . . . . 2 grammes.
Chlorhydrate de cocaïne. . . . . 0 gr. 05
Eau distillée de laurier-cerise. . . 4 grammes.

deux ou trois seringues dans les 24 heures pour un enfant de 3 ans.

II° TRAITEMENT DE L'ACCÈS.

1° *Applications chaudes* au-devant du cou, éponge classique, compresse ou linge imbibés d'eau très chaude.

2° Révulsion sur le thorax et les membres inférieurs.

3° Vomitif si possible.

On a proposé l'apomorphine :

Chlorhydrate d'apomorphine . . . 1 centigr.
Eau distillée de laurier-cerise. . . 5 grammes.

Une seringue à une seringue et demie, représentant 2 à 3 milligrammes pour un enfant de 3 ans.

Mais c'est un médicament dont il ne faut guère user chez les enfants trop petits.

Surveiller le cœur.

Administration consécutive des autres antispas-modiques du traitement préventif.

4° Au besoin, inhalations de chloroforme.

5° Enfin, en cas d'asphyxie menaçante, *trachéotomie et mieux tubage du larynx*, ou seulement *écouvillonnage* (Variot), ou même la *dilatation brusque du larynx* (Constantin Paul, Renou (d'Angers) (1).

Prophylaxie : Hydrothérapie, huile de foie de morue, sirop de raifort iodé, de protoiodure de fer, iodo-tannique.

BRONCHES

Bronchite simple.

1° D'abord révulsifs anodins :

Chez les tout petits, cataplasme à la farine de lin, sans plus. Recouvrir, après nettoyage à l'eau chaude, d'une couche d'ouate pour prolonger l'érythème produit, ou friction avec un peu de vinaigre chaud, vinaigre aromatique, vinaigre de toilette ou vinaigre de Pennès.

De même, compresses échauffantes, tarlatane pliée en plusieurs doubles ou carré d'ouate hydrophile trempée dans l'eau chaude et essorée ; recouvrir d'un taffetas imperméable, taffetas ciré, mackintosh, feuille de caoutchouc ou de gutta-percha laminée.

Cette pratique est préférable à l'emploi d'emplâtres, qui restent collés et deviennent sales. Quelques-uns peuvent être trop irritants. *Jamais de thapsia.*

S'il y a plus d'oppression : cataplasme sinapisé laissé 10 minutes à un quart d'heure. Laver ensuite à l'eau chaude pour enlever ce qui pourrait rester de farine de moutarde ; recouvrir d'ouate.

---

(1) Voir pour la technique : Henri GILLET. — La pratique de la sérothérapie et les nouveaux traitements de la diphtérie (sérothéraphie, intubation, trachéotomie). — J.-B. Baillère et fils, édit.

Bottes d'ouate ; bain de pieds sinapisé.

Quelquefois badigeonnages avec de la teinture d'iode diluée avec un quart ou même moitié d'alcool.

Chez les plus grands, sinapimes, badigeonnages à la teinture d'iode ordinaire, avec la précaution de la laisser légèrement tiédir avant l'emploi. *Jamais de vésicatoire.*

Dérivation par un *purgatif.*

2° Au point de vue médicamenteux, deux périodes : A) au début : 1° parer à l'inflammation, à la sécheresse relative de la muqueuse ; 2° à l'exagération de la toux. B) A la période d'état et de déclin, modifier la sécrétion bronchique et la tarir.

A) *Au début* : avant tout, *boissons chaudes* abondantes : vulgaire tisane des *quatre fruits* ou *fruits pectoraux* : dattes, jujubes, figues, raisins, en *décocté* à 50 grammes par litre ; des *quatre fleurs* ; tisane obtenue avec certaines espèces béchiques, feuilles de *capillaire* du Canada, lierre terrestre, sommités d'hysope, soit isolé, soit mélangé à parties égales à la dose de 70 grammes par litre d'*infusion,* ou avec les espèces *émollientes*, bouillon blanc, mauve, guimauve, pariétaire, de même séparément ou en mélange 50 grammes pour 1 litre.

Tisane aux espèces *pectorales,* outre les émollientes aussi pectorales, bouillon blanc, mauve, guimauve, pied de chat, tussilage, violette, infusé à 20 grammes par litre.

Tisane de *polygala* en infusion à 10 pour 1000 d'eau.

Sans oublier la banalé réglisse, dans la proportion de 15 à 60 grammes pour un litre, infusée seulement autrement le principe âcre se dissout à la décoction.

Ne pas dédaigner non plus l'eau de pommes, obtenue en jetant de l'eau bouillante sur des pommes ordinaires bien essuyées et cassées, non coupées en morceaux. La décoction de cerises sèches.

Ce sont là toutes vieilles choses qu'il faut continuer à connaître et à pratiquer chez l'enfant.

A ce moment l'*ipéca* veut s'utiliser en *infusion,* 0,01 à 0,02 ou 0,03 par année d'âge.

On sucrera ces tisanes au miel, au sirop de gomme.

On peut aussi donner un grand nombre de ces plantes sous forme de sirop :

Sirop de capillaire	
— de cerises	
— béchique (préparé avec les espèces béchiques). . . .	
— pectoral (préparé avec les espèces pectorales)	3 grammes par année d'âge. 3
— de mauve	ou 4 fois par
— de guimauve	jour et la nuit,
— d'hysope	au besoin.
— de lichen	
— de polygala de Virginie . . .	
— de tussilage	
— d'ipéca (à faible dose non vomitive).	1 à 2 grammes par année d'âge.

A ajouter :

Sirop de thridace.
Sirop d'orgeat.
Sirop de lactucarium non opiacé.
Sirop Desessartz ou d'ipéca composé, 1 gr. à 1 gr. 50 par année d'âge avant 3 ans, 2 grammes après.
Sirop de limaçon.
Sirop de mou de veau.

Les deux derniers un peu désuets, mais pas moins remplissant bien l'indication.

Se rappeler aussi qu'il y a les *boules de gomme,* la *pâte de guimauve,* la *pâte de jujube,* la *pâte de réglisse brune ou noire,* ainsi que la *pâte de lichen* et le *suc de réglisse de Calabre.*

Préparations toutes si banales qu'elles sont tombées à leur grand dam dans le commerce d'épicerie.

Aussi : le *looch blanc* pur, sans rien autre dedans.

Il n'y a donc que l'embarras du choix ; mais chez l'enfant il faut savoir faire accepter les médicaments par tous les moyens possibles.

Des médicaments chimiques comme les divers alcalins, le benzoate de soude en particulier, répondent à l'indication du début.

```
Benzoate de soude du benjoin.  .    1 gr. par année d'âge.
Sirop  de  capillaire  .  .  .  .  )    àà 30 à 80 grammes
Eau  de  laitue.  .  .  .  .  .  )         selon l'âge.
```

Ou bien :

```
Benzoate de soude.  .  .  .  .  )
Bicarbonate de soude.  .  .  .  |   à 1 gramme.
Sirop de fleurs d'oranger.  .  .  )
Eau de laitue .  .  .  .  .  .  ).  30 à 80 gr.
```

En totalité par cuillerées à café, à dessert ou à bouche selon l'âge, environ toutes les 2 heures dans les 24 heures, soit pur, soit dans une tisane chaude.

Comme expectorant : *scille*, 0,15 à 0,20 centigr. de teinture par année d'âge, l'oxyde blanc d'antimoine, le kermès, 0 gr. 01 centigr. par année d'âge, à partir de 3 ans, par an 0,10 centigr., moitié moins avant.

Voici quelques formules :

```
Sirop de polygala    .  .  .  .  ) àà 15 à 30 grammes
Sirop  de  capillaire  .  .  .  .  )      selon l'âge.
Oxyde blanc d'antimoine.  .  .  ·  0,10 par année d'âge.
Eau de laitue .  .  .  .  .  .  30 à 60 gr. selon l'âge.
```

En totalité dans la journée par prises toutes les deux heures.

```
Teinture  de  scille.  .  .  .  .  0,15 à 0,20  )par année
Kermès  .  .  .  .  .  .  .  0 gr. 01 c.  |  d'âge
Julep gommeux .  .  .  .  .  60 à 120 gr. selon âge.
```

En totalité dans la journée par prises toutes les deux heures.

Sirop de polygala . . . .
Sirop pectoral . . . . .   } 3 grammes. / par année
Sirop de belladone . . . . 1,50 à 2 gr. } d'âge.
Eau distillée de laurier-cerise . . 1 gramme)
Sirop simple, sirop de fleur d'oran-
     ger, ou eau de laitue ou de
     tilleul . . . . q. s. pour 30. 60 ou 80 gr.

En totalité dans la journée par prises toutes les deux heures.

Looch blanc . . . . 60 grammes.
Alcoolature de racine d'aconit. . . deux gouttes par
                                          année d'âge.

En totalité dans la journée ou par prises toutes les deux heures.

Ou bien la formule de P. Le Gendre (1) :

Benzoate de soude du benjoin . . . 1 à   4 grammes
Sirop diacode . . . . 5 à 30 —
Eau distillée de laurier-cerise. . . 5 à 10 —
Alcoolature de racine d'aconit. . . I à   X gouttes.
Julep gommeux . . . . 60 à 120 grammes

En totalité dans la journée, par prises toutes les deux heures.

A ce moment aussi trouvent place les *fumigations* à la vapeur d'eau pure, ou de tisanes émollientes qu'on fait aspirer par la petite circonférence d'un abat-jour posé sur le bol ou l'assiette creuse contenant le liquide bouillant. De cette façon, la tête se trouve protégée.

Calmer l'exagération de la toux. — Ici ce n'est plus la muqueuse elle-même ni sa sécrétion qu'il faut toucher, mais sa sensibilité par l'intermédiaire du système nerveux. C'est le rôle des *calmants anti-spasmodiques.*

Avant tout : pétales de *coquelicot,* soit en *infusé,*

---

(1) *Traité de thérapeutique infantile médico-chirurgicale* P. LE-GENDRE et A, BROCA, p. 632.

5 à 10 grammes par litre, soit le *sirop*, 5 grammes environ par année d'âge dans les 24 heures. Ou bien le sirop Desessarts ou d'ipéca composé dont on abuse dans les familles. La dose est de 2 gr. par année d'âge pas avant trois ans, ou dose moitié moindre.

Les *opiacés* (1) sous forme de :

Poudre de Dower, 0,10 centigr. après 3 ans, avant, 0,03 à 0,05
Sirop de lactucarium opiacé, de 3 à 4 gr. par année d'âge.
Sirop de codéine . . . . . 2 grammes) par année
Sirop de narcéine . . . . 1 gr. 50 } d'âge.

On a un choix suffisant sans avoir besoin de recourir aux sirops plus concentrés qui renferment plus d'opium.

Autre antispasmodique, la *belladone* ; *teinture*, une à deux gouttes ; *sirop*, 2 grammes, par année d'âge, baisser les doses avant 3 ans ; mais possibilité d'augmenter progressivement, même énormément.

Encore :

Eau distillée de laurier-cerise, avant 4 ans 0 gr. 50, après 4 ans 2 grammes par année d'âge.

Préparations d'aconit (dont il ne faut pas abuser, vu leurs propriétés de stupéfiantes), l'*alcoolature de racines*, une à une goutte et demie par année d'âge.

Bromures, surtout chez les sujets nerveux, 20 centigrammes à 0 gr. 40 par année d'âge.

B). *A la période d'état et de déclin.* — Quand la sécrétion est devenue abondante, quand le rhume en est arrivé à la coction, nombreuses encore sont les préparations qui servent à modifier ou à tarir la sécrétion bronchique.

1° Comme modificateurs, les balsamiques et les résineux, qui s'emploient le plus souvent sous forme de sirop :

---

(1) Pour les opiacés chez les enfants, voir N° 49 de la *Gazette des maladies infantiles*, 1903. Formulaire, p. 89.

Sirop de baume de Tolu . . . ⎫
— de baume de Canada . . ⎪
— de baume du Pérou. . . ⎪
— de baume de copahu. . ⎪
— de térébenthine . . . . ⎬ 3 gr. par année d'âge.
— de bourgeons de sapin. . ⎪
— de sève de pin . . . . ⎪
— de goudron . . . . . ⎪
— d'eucalyptus . . . . . ⎭

Les bourgeons de sapin et les feuilles d'eucalyptus servent à la confection de tisanes en infusion à la dose de 20 grammes par litre d'eau bouillante.

La teinture d'eucalyptus se prescrit à 0 gr. 25 par année d'âge.

Le benjoin en poudre ou en émulsion donne de bonnes préparations. Ainsi :

Looch blanc du Codex. . . . . 60 grammes.
Poudre de benjoin. . . . . . 0 gr. 01 à 0 g. 02
                                par année d'âge.

Pour la journée.

Plus récemment, on a introduit dans la thérapeutique des dérivés de la térébenthine, la *terpine* (ou hydrate de térébenthine), le *terpinol*, 0 gr. 02 à 0 gr.03 centigr. par année d'âge. Combinaisons insolubles.

Elatine.

Aussi la *gomme ammoniaque*, à 0,01 centigramme par année d'âge. Sa qualité émulsive la rend précieuse.

2° Comme *anticatarrheux* pour tarir la sécrétion : quelques *astringents*, les *sulfureux*.

Comme astringents :

Sirop de cachou, 3 grammes par année d'âge.

La créosote, 0,05 par année d'âge ou le gayacol, le créosotosol ou autres dérivés à même dose.

La teinture de lobélie, deux à quatre gouttes par année d'âge.

Teinture de grindelia robusta, une goutte par année d'âge.

Teinture drosera rotundifolia, une goutte par année d'âge.

Comme sulfureux :

Le soufre en nature sous forme de fleur de soufre, précipité, une pincée 2 ou 3 fois dans la journée dans un peu de lait chaud, sucré au miel.

L'hyposulfite de soude, 0,10 à 0,20 cent. par année d'âge.

Le monosulfure de sodium en sirop à 1 gramme par litre. 3 grammes de sirop par année d'âge.

Les eaux sulfureuses, comme les Eaux-Bonnes, Enghien, St-Boès : un verre à liqueur, à madère, selon l'âge, 1 ou 2 fois par jour, dans du lait.

En cas de tendance à la chronicité, à la répétition, l'indication s'établit d'un séjour aux stations hydro-minérales, aux sulfureuses : Allevard, Cauterets, Eaux-Bonnes, Eaux-Chaudes, Luchon, Enghien, Challes, Uriage, Pierrefonds, Gazost-Argelès, St-Gervais, Le Vernet, (Pyrénées-Orientales), St-Boès et les Fumades (Gard) (bitumineuses) ; aux bicarbonates chlorurées : Mont-Dore, Royat, ou aux eaux arsenicales : La Bourboule, etc.

Bronchite chronique.

A. *Révulsifs* variés, selon l'âge.

Frictions au vinaigre aromatique chaud.

Cataplasmes sinapisés alternativement en avant et en arrière, sur le côté droit et sur le côté gauche, de façon à ne revenir que tous les quatre à six jours à la même région cutanée, de peur de provoquer trop d'irritation.

Badigeonnages à la teinture d'iode pure ou dédoublée chez les petits, en variant de même de place.

B. *Dérivatifs*. — Ventouses sèches, 4, 5, 10 selon l'âge, répétées de temps en temps, tous les 6 à 8 jours.

Petites purgations : manne, 3 grammes par année d'âge.

Huile de ricin, 2 grammes par année d'âge.

Calomel, 0 gr. 05 par année d'âge.

C. *Expectorants*. — Ipéca à doses vomitives (poudre, 0,40 à 0,50 par année d'âge), à dose expectorante, 0,05 par année d'âge, ou 0,01 centigr. d'extrait alcoolique ou 1 gramme de sirop.

Ne faire vomir qu'à de rares intervalles.

Scille, teinture 0,02 centigr. par année d'âge.

Par exemple :

Sirop d'ipéca . . . . 1 gr.   ⎫ par année
Teinture de scille. . . . . 0,20 centigr. ⎬ d'âge
Eau de fleurs d'oranger. . . 10 à 20 gr.   ⎭
Sirop de capillaire. . . . . 30 à 40 gr.

par cuillerées à café ou à dessert, ou bien le *Sirop Desessarts*.

D. *Modificateurs*.

Créosote, galacol ou thiocol. . . . 10 à 15 gr.
Essence de citronnelle. . . . . 4 grammes.
Huile de foie de morue. . . . . q. s. pour 120 gr.

En frictions, après un dégraissage au carbonate de potasse sur le thorax ou bien dans les aisselles et dans les aines.

Alcoolature d'eucalyptus . . . . 2 gr. 50.
Julep gommeux . . . . 120 grammes.

Par cuillerées à bouche dans la journée, soit pur, soit dans une infusion légère de thé ou de menthe.

Sulfureux :

Hyposulfite de soude. . . . . 6 grammes.
Teinture d'eucalyptus . . . . 50 —
Sirop de térébenthine. . . . . 60 —
Eau . . . . 60 —

Toutes les deux heures, une cuillerée à bouche dans un peu de lait.

Hyposulfite de soude.	1 à 4 gr.
Benzoate de soude.	2 à 10 gr.
Teinture d'eucalyptus	1 à 2 gr.
Sirop de térébenthine.	10 à 30 gr.
Sirop de tolu.	20 à 40 gr.
Eau	100 à 120 gr.

(P. Le Gendre).

Par cuillerées à dessert, à café ou à bouche, selon l'âge, toutes les deux heures, dans une infusion de fleurs pectorales.

Monosulfure de sodium. . .	2 grammes.
Sulfate de soude.	)
Chlorure de sodium. . . .	} ãã 3 —
Eau distillée bouillie, . .	q. s. pour 500 centimètres cubes.

Une cuillerée à soupe pour faire un litre d'eau sulfureuse.   (P. Breuil).

Ichthyol ou thiol environ 0,05 à 0,15 centigr. par année d'âge, seuls ou associés à la créosote, au créosotosol ou au gaïacol.

Balsamiques. — Looch de baume de tolu.

Baume de tolu.	1 à 2 gr.
Gomme adragante	5 grammes.
Sirop d'orgeat	50 —
Eau	120 —

Deux, trois, quatre cuillerées à soupe par jour, suivant l'âge de l'enfant.

Térébenthine. — Sirop de térébenthine du Codex, à la dose de 5 grammes par année d'âge.

Pour éviter les aigreurs :

Sirop de térébenthine . . .	q. s. suivant l'âge.
Sous-carbonate de soude. . .	20 centigr.
Sirop de tolu	5 gr. par année d'âge.
Sirop de polygala	20 gr.

5*

Dans les bronchites chroniques fétides, chez les enfants un peu grands :

Eucalyptol	} āā 5 centigr.
Carbonate de gaïacol	
Arséniate de soude.	1 milligr.
Masse de cynoglosse	5 centigr.

Pour une pilule ; F. s. a. 10 pilules semblables ; une pilule à chaque repas.

On peut utiliser la voie rectale :

Jaune d'œuf	Un.
Créosote liquide	V gouttes par année d'âge.
Lait, q. s. pour 60 grammes.	

Pour lavements, débarrasser d'abord le rectum par un lavement d'eau simple.

Iode et iodure. — Surtout lorsqu'il y a emphysème concomitant.

Iodure de potassium	1 gramme.
Sirop de limon.	50 —
Eau	100 —

Une cuillerée à soupe trois fois par jour.
Ou suivant la formule de H. Roger :

Sirop d'iodure d'amidon.	150 grammes.
Iodure de potassium.	1 —

Une cuillerée à café trois fois par jour.
Ou l'iodosol.

INHALATIONS, VAPORISATIONS. — Soit à faire humer et respirer directement au petit malade, soit à répandre dans la chambre.

Acide phénique	25 grammes.
Eau	975 —

Ou :

Créosote	10 grammes.
Alcool	20 —
Eau	q. s. pour 1 litre

Ou :

Acide thymique	5 grammes.
Acide phénique	20 —
Alcool	100 —.
Eau distillée	875 —

(A. SEVESTRE, C.-J. SMITH).

A mettre dans un pulvérisateur à vapeur, au besoin dans un pulvérisateur à main, et même faire simplement évaporer dans un plat de tôle émaillée placé sur un fourneau portatif ou une lampe à alcool.

Voici encore d'autres formules :

Acide phénique	280 grammes.
Acide salicylique	56 —
Acide benzoïque	112 —
Alcool pur	468 —

(HÜTINEL).

Une cuillerée à bouche toutes les deux ou trois heures, dans des récipients d'eau bouillant sur un fourneau ou sur une lampe à alcool.

Résorcine	50 grammes.
Eau	1 litre.

Ou :

Essence de térébenthine.	10 grammes.
Teinture d'eucalyptus	} 5 —
Acide phénique	
Alcool à 65°.	300 —
Eau distillée	680 —

(C.-J. SMITH).

Ou :

Essence de Gaultheria (essence de Wintergreen)	5 grammes.
Alcool	200 —
Eau	200 —

(GOSSELIN).

Cette solution a été déjà préconisée par Gosselin

dans le pansement des plaies. Elle possède une odeur agréable.

Ou :

Teinture d'eucalyptus . . . . . } 10 grammes.
Acide phénique . . . . . . }
Essence de térébenthine . . . . 30 —
Alcool . . . . 300 —
Eau . . . . 1000 —

(LEVENTANER, de Constantinople).

Encore :

Eucalyptol . . . . . . 10 grammes.
Essence de thym. . . . . }
Essence de citron. . . . . } ââ 5 —
Essence de lavande. . . . . }
Alcool à 90°. . . . . . . 150 —

Une cuillerée à bouche pour un litre d'eau.

Soit :

Menthol . . . . 10 grammes.
Alcool absolu . . . . . . 50 —

Verser quelques gouttes dans la paume de la main et les faire inhaler.

Vaporisations dans la chambre. Une cuillerée à soupe du mélange suivant dans une marmite pleine d'eau, placée sur une lampe à alcool :

Eucalyptol . . . . . . } ââ 50 grammes.
Acide phénique. . . . . }
Alcool à 50° . . . . . . 100 —

Verser une à deux cuillerées à soupe dans le récipient en verre de l'appareil de Lucas-Championnière :

Gaïacol . . . . 50 grammes.
Eucalyptol . . . . 40 —
Acide phénique . . . . . . 30 —
Menthol . . . . 20 —
Thymol . . . . 10 —
Essence de girofle. . . . . 5 —
Alcool à 90°, q. s. pour un litre.

(H. HUCHARD).

Eviter le froid humide, port de flanelle, gilet, chemise ceinture, vêtement de laine, laine de pin.

Vie à la *campagne*, dans un pays tempéré, dans les bois de sapins ou de résineux, Arcachon, Algérie, l'hiver — Vosges, Pyrénées, Auvergne, l'été.

Cure hydro-minérale. — Mont-Dore, La Bourboule, Eaux-Bonnes, Eaux-Chaudes, Cauterets, Luchon, Saint-Honoré, Pougnes, Uriage, Saint-Boès, Amélie-les-Bains, Cadéac, Las Escaldas, Labassère, Marlioz, Le Vernet, Allevard, Les Fumades, Enghien, Pierrefonds, Saint-Loubouer (Eugénie-les-Bains), Montmirail-Vacqueyras.

Bronchites fétides et gangrène pulmonaire.

1° A. *Fumigations*, 4 à 5 fois par jour, de vapeur d'eau additionnée soit d'essence de térébenthine, soit d'essence d'eucalyptus, soit de créosote, soit de goudron. A cet effet, faire bouillir de l'eau, la verser bouillante sur une assiette plate froide, au fond de laquelle est préalablement versée la substance médicamenteuse.

Faire inhaler par la bouche et le nez, le reste de la figure protégée par un fort papier, un journal roulé en cornet ou par un abat-jour, la bouche et le nez au niveau de l'ouverture de celui-ci.

2° A. Inhalations d'oxygène.

B. *Inhalations* avec un flacon inhalateur à deux tubulures ou pulvérisations avec le pulvérisateur à marmite de Lucas-Championnière ou tout autre modèle, chargé avec une des solutions :

	Créosote pure de goudron de hêtre. .	8 grammes.
	Acide thymique	1	—
A	Glycérine	20	—
	Alcool	200	—
	Eau	q. s. pour 1 litre.

5**

B ⎰ Eucalyptol . . . . ⎱ ââ 15 grammes.
  ⎰ Teinture de benjoin . . . . . ⎱
  ⎰ Alcool . . . . q. s. pour dissoudre
  ⎱ Eau . . . . 500 grammes.

C ⎧ Eucalyptol . . . . . . 10 grammes.
  ⎪ Essence de thym . . . . . ⎫
  ⎨ — de myrte . . . . ⎬ ââ 5 —
  ⎪ — de lavande . . . . ⎭
  ⎪ Alcool à 90°. . . . . . . 180 —
  ⎩ Eau . . . . q. s. pour 1 litre.

2° A l'intéreur :

A ⎧ Teinture d'eucalyptus. . . . ⎱ ââ 0,20 centigr. par
  ⎨ Hyposulfite de soude. . . . ⎰ année d'âge.
  ⎩ Julep gommeux . . . . . 60 à 80 gr.

Par cuillerées à dessert toutes les deux heures.

B ⎧ Benzoate de soude. . . 1 gr. ⎱ par année
  ⎨ Créosote. . . . . . 0,05 à 0,10 cent. ⎰ d'âge
  ⎩ Looch huileux . . . . . . 60 à 80 gr.

De même :

C ⎧ Sirop de punch.
  ⎪ Sirop de goudron . . . . . ⎫
  ⎪ — de térébenthine . . . ⎬ âââ 20 à 30 grammes.
  ⎨ — de cachou . . . . . ⎭
  ⎪ Teinture de benjoin . . . 0,10 à 0,15 cent. ⎱ par année
  ⎩ — d'eucalyptus. . . 0,20 cent. ⎰ d'âge.

De même :

On a donné (Eichorst) l'*essence de myrte* 0,08 à
0,10 centigr. par année d'âge, de même le goménol,
le thiocol en sirop par exemple :

3° Injections hypodermiques profondes, intra-
musculaires :

A ⎰ Créosote pure de hêtre . . . . . 6 grammes.
  ⎱ Huile vierge stérilisée . . . . . 80 —

Injecter chaque jour, en 1 ou 2 fois, de 0,03 à 0,08
centigr. de créosote, au besoin jusqu'à 0,10 centigr.,
selon l'état des riens et l'âge plus avancé.

B { Gaïacol $\cdot$ } āā 0,05 à 0,10 cent. par année d'âge.
  { Eucalyptol $\cdot$ }
  { Vaseline liquide stérilisée. . . . . 5 cc.

Une injection par jour, 2 au besoin.

4° Révulsions locales : sinapismes (*pas de vésicatoire surtout*), pointes de feu superficielles.

C { Eucalyptol . . . . 20 grammes.
  { Gaïacol . . . . 5 —
  { Iodoforme . . . . 0 gr. 50.
  { Huile d'olive stérilisée. . . . . q. s. pour 100 c. c.

Injecter de cette solution 1/3 à ½ c. c. par année d'âge.

Bronchite adénoïdienne (1).

1° *Ablation des végétations* adénoïdes ;
2° *Antisepsie des fosses nasales.*

Acide borique impalpable. . . . 4 grammes.
Résorcine . . . . 0,20 centigr.
Vaseline . . . . 30 grammes.

Introduire, à l'aide d'un petit tampon, un peu de cette pommade matin et soir.
Ou bien :

Huile d'amandes douces. . . . . 100 grammes.
Menthol . . . . 1 —

Injecter quelques gouttes à l'aide d'une seringue.

3° Traitement de la bronchite proprement dit. Au début, expectorants :

Sirop d'ipéca . . . . 10 grammes.
Benzoate de soude. . . . . . 1 —
Bicarbonate de soude. . . . . 0,50 centigr.
Sirop de polygala . . . . . . 20 grammes.
Décoction de polygala. . . . . 130 —

(B. Reerd).

Une cuillerée toutes les heures.

_____

(1) Voir H. Méry (*Journal des Praticiens*, 16° année, N° 24, 14 juin 1902, p. 377).

Infusions chaudes.

Cataplasmes sinapisés.

Plus tard :

Terpine . . . .   0,25 à 0,50 centigr.

A la convalescence :

Miel . . . .   80 grammes.
Fleur de soufre   10   —

1 à 2 cuillerées à café, chaque matin.

Dans l'intervalle des poussées de bronchite :

Sirop iodotannique, 1 cuillerée à café, à dessert ou à bouche selon l'âge, ou Iodalose.

Cure hydrominérale : Mont-Dore, Allevard, La Bourboule.

Broncho-pneumonie.

Infection sérieuse et grave, le plus souvent secondaire, greffée sur une autre infection, la *broncho-pneumonie* répercute son action sur l'organisme tout entier.

Le *danger*, sauf poussée congestive généralisée, est moins au *poumon*, qu'au *cœur*, qu'au *rein*, qu'au *foie*, qu'au *système nerveux*. Cette notion d'*infection généralisée*, malgré la localisation pulmonaire, doit guider le traitement.

PROPHYLAXIE. — Deux mesures y pourvoient, l'*isolement*, la *désinfection*.

Tout *enfant* atteint de broncho-pneumonie doit être tenu *isolé* de tout autre enfant sain ou malade.

Pendant la maladie, *désinfecter* tout ce que touche le petit malade, tout ce et tous ceux qui le touchent, tout ce qui provient de lui.

Après la maladie, *désinfection du local*.

Ces mesures s'appliquent avec d'autant plus de rigueur qu'il s'agira d'une agglomération d'enfants.

Systématiquement, l'*antisepsie des fosses nasales*, du *naso-pharynx*, de la *bouche* et de la *gorge*.

Pour le *nez*, on instillera dans les deux narines de l'*huile mentholée au* 10e ou bien l'huile antiseptique suivante :

Goménol . . . . 5 grammes.
Huile d'olive stérilisée. . . . . 50 —

Ou :

Résorcine . . . . 1 gramme
Essence de menthe. . . . . . . II gouttes.
Huile d'olives stérilisée. . . . . 20 grammes.

On injecte avec une seringue, ou on verse avec une petite cuiller 1 centimètre cube de cette solution, dans la position couchée pour qu'il s'écoule dans l'espace naso-pharyngien, puis dans le pharynx.

Ou une pommade.

Acide borique . . . . 4 grammes.
Résorcine . . . . 0 gr. 25.
Vaseline . . . . 30 grammes.

(H. Méry).

Gros comme un pois pommade chaque narine, la narine opposée étant fermée. En respirant, l'enfant fait pénétrer la pommade en profondeur.

Les *irrigations* boriquées, phénosalylées ou autres, auraient l'inconvénient de porter l'infection aux trompes d'Eustache, et, de là, à la caisse du tympan. Toutefois, avec quelques précautions, on peut les pratiquer par simple lavage.

Pour la *bouche* et la *gorge*, choisir selon les circonstances, les gargarismes, les irrigations avec une solution antiseptique d'autant moins toxique que les

5***

enfants seront plus petits et incapables de ne pas avaler tout ou partie du liquide.

L'acide borique paraît insuffisant.

> Liqueur de Labarraque (hypochlorure
> de sodium) . . . .   20 à 40 gr.
> Eau . . . .   1 litre.

Ou :

> Eau oxygénée à 12 volumes . . 100 grammes.
> Eau bouillie . . . .   1 litre, 3 à 4 fois par jour.

TRAITEMENT. — Le sérum n'a pas répondu aux espérances.

Faute de sérum, il faut pour combattre la maladie, non seulement attaquer la localisation pulmonaire, mais renforcer les moyens de défense naturelle de l'organisme.

Pour parer au *danger* qui vient du côté du poumon : *révulsion*, sous forme de *ventouses sèches*, nombreuses et répétées, scarifiées même dans certains cas, chez les enfants forts et résistants d'un certain âge. Plus rarement, sangsues, s'il y a forte congestion.

Pas de vésicatoires.

Enveloppement humide du thorax avec des compresses imbriquées en gilet, recouvertes de taffetas ciré, fréquemment renouvelées. Cataplasmes sinapisés, frictions avec un vinaigre aromatique chaud, par exemple :

> Vinaigre blanc . . . . . .   300 grammes.
> Essence de térébenthine. . .   0,50 à 1 gr.
> Alcoolat de thym. . . . . ⎫
> — de lavande. . . . . ⎪
> — de girofle . . . . . ⎬ ââââ 1 gramme.
> — de romarin . . . . ⎪
> — de genièvre . . . . ⎭

Bottes d'ouate.

Contre les *poussées congestives*, chlorhydrate d'ammoniaque, sels de quinine, sulfate, chlorhydrate, salicylate (kineurine) comme vaso-constricteurs.

En dehors de ces prescriptions, tout doit viser l'état général et *renforcer* en particulier *l'action du cœur, du rein, du foie, du système nerveux.*

Pas de médications hyposténisantes, antypirine, aconit, en particulier, ipéca même, la première ferme le rein, le second déprime le système nerveux, le troisième affaiblit le cœur.

On évitera, dans la chambre du petit malade, tout encombrement de choses et de gens. Le nettoyage s'y effectuera sans soulever aucune poussière, à l'aide d'un balayage au torchon humide ou à la sciure humide.

Admission large d'air pur, l'été, par l'ouverture judicieuse de la fenêtre, sans courant d'air possible sur le lit même de l'enfant, l'hiver par un bon feu de bois ; *jamais de poêle,* surtout le genre dit *mobile.*

Au besoin, imprégnation de l'atmosphère par des *vapeurs antiseptiques,* eucalyptus, thymol, créosote, benjoin, etc. Si la disposition des locaux le permet, changement de chambre, *chambre de jour, chambre de nuit* ; ventilation large pendant l'inoccupance. Inhalations d'oxygène, en cas d'asphyxie. Sur 100 grammes de bioxyde de manganèse, verser petit à petit de l'eau oxygénée ; l'oxygène se dégage.

Pour *renforcer l'action du cœur* ; *toniques cardiaques,* infusions de thé ou de café, assez fortes, la matinée, jusqu'à 2 ou 3 heures après-midi, beaucoup plus faibles ensuite, le vieil extrait mou de quinquina, surtout celui préparé par la méthode de Vrij, la cannelle, la caféine elle-même, la kola, par gouttes d'extrait fluide, la digitale.

Caféine	} ââ 1 gr. 60.
Benzoate de soude.	
Vaniline	0,5 centigr.
Sirop de tolu.	50 grammes.
Rhum	10 —
Eau distillée	60 —
	(SEVESTRE).

Une cuillerée à bouche deux fois par jour.
Ou bien encore :

Rhum ou cognac.	20 grammes
Teinture de cannelle.	1 —
Sirop de quinquina.	20 —
Eau de menthe.	60 —

Même action tonique sur la circulation, par les
frictions aromatiques au vinaigre ordinaire, au vinaigre aromatique, aux divers vinaigres composés,
vinaigre de Pennès ou autre, alcool camphré, eau de
Cologne, etc.

Contre la débilité cardiaque.

Teinture de digitale . .	II à III gouttes par année d'âge.
Sirop de capillaire . .	20 grammes.
Eau de cannelle . . .	40 —

Par cuillerée à café ou à dessert toutes les 2 heures.
Ou la solution alcoolique au millième de *digitaline
cristallisée* de Nativelle dont : L gouttes = un milligramme ; une goutte par année d'âge en 24 heures.
Ou l'extrait de strophantus, granules de Catillon, à
0 ,001 milligramme par granule à 5 ans, 0,002 à 10 ans
et 0,003 à 15 ans.

Caféine. . .	0,05 à 0,10 centigr. par année d'âge.
Benzoate de soude.	0,10.
Sirop de quinquina.	20 à 30 grammes.
Eau.	q. s. pour faire 60 à 80 grammes.

Par doses également espacées, totalement dans les
24 heures, au besoin *en injections sous-cutanées.*

```
Caféine . . . . . . . . . .        0,50.
Benzoate de soude. . . . . . .     0,60.
Eau stérilisée . . . . . . . .     q. s. pour 10 centigr.
```

Ou :

```
Caféine . . . . . . . . . .        0,50.
Benzoate de soude. . . . . . .     0,60.
Phosphate de soude. . . . . .      1 gramme.
Eau stérilisée . . . . . . . .     q. s. pour 10 centigr.
```
(H. HUCHARD).

Faire la solution à chaud.

Chaque seringue contient 0 gr. 05 de caféine par centimètre cube. Un quart de seringue ou une demi-seringue à la fois, par année d'âge et plus au besoin, répéter toutes les 2 heures, toutes les heures.

```
Sulfate de strychnine. . . .       0,005 milligr.
Eau de laurier-cerise. . . .       1 gramme.
Eau stérilisée . . . . . .         q. s. pour 10 cent. cub.
                                   en tout.
```

Chaque centimètre cube contient un demi-milli-gramme ; il y a des ampoules toutes préparées (Ducatte et autres) à cet usage.

Injecter de façon à se maintenir *dans les 24 heures* aux environs de *un milligramme par année d'âge.* C'est-à-dire à 1 an 4 demi-seringues dans les 24 heures et surveiller, alterner avec des *injections d'éther* ou d'huile camphrée.

```
Huile d'olive ou d'amande douce
   (pure ou stérilisée). . . . .    100 grammes.
Camphre raffiné . . . . . . .       10 à 25 gr.
```

A injecter de préférence en plein muscle.

En même temps pratiquer des injections de solution saline dite sérum artificiel. Soit de préférence la formule de M. Hayem.

```
Chlorure de sodium pur. . . . .     5 grammes.
Sulfate de sodium. . . . . .        10    —
Eau distillée stérilisée. . . .     q. s. pour 1 litre. .
```

Chez l'enfant, il faut absolument renoncer aux solutions qui contiennent de l'acide phénique.

Chlorure de sodium	. . . . . .	2 grammes.
Sulfate de sodium.	. . . . .	4 —
Phosphate de sodium.	. . . .	8 —
Eau distillée stérilisée.	. . . .	q. s. pour 1 litre.

Maintenir en vase stérilisé et bouché ou mieux faire faire extemporanement. Du reste, on trouve toutes ces solutions en ampoules des différentes marques, Ducatte et autres.

Injecter de ces liquides environ 10 grammes par année d'âge 1, 2 ou 3 fois par jour.

Ou mieux l'*eau de mer* ou bien les liquides composés destinés à remplacer les solutions de chlorures de sodium ou l'eau de mer :

	Liquide de Ringer.	Liquide de Locke.
Eau distillée. . .	1.000 grammes.	1.000 grammes.
Chlorure de sodium	6 —	6 —
— calcium	0 gr. 10 centigr.	0 gr. 26 c.
— potassium	0 gr. 075 milligr.	0 gr. 40 —
Bicarbonate de chaux	0 gr. 10 centigr.	0 gr. 03 —

à injecter sous la peau ou à administrer en lavement.

L'hydrothérapie, sous forme de *lotions fraîches*, simples, vinaigrées ou aromatisées, du drap mouillé, même quelquefois de *bains froids*, d'emploi délicat chez les tout petits, bains tièdes à 34, 32, 30, 26 chez les plus âgés, de *bains chauds* à 38° beaucoup plus maniables, sinapisés de préférence, porte ses effets principalement sur le système circulatoire plus encore que sur le symptôme fièvre.

Pour entretenir le *bon fonctionnement du rein* par l'usage de boissons abondantes, aqueuses et variées. Déjà thé et café s'y emploient. On y ajoutera les orangeades, les sirops à acide végétaux, à office d'alcalins et surtout le *lait*.

La caféine, au besoin la *théobromine*, employée d'une façon momentanée, à la dose de 0,10 à 0,15 par année d'âge, peuvent aider à la diurèse, si les urines restent rares.

On peut aussi prescrire la *scille*, en teinture, à la dose de 0,20 centigr. par année d'âge, seule ou associée à la digitale, par exemple :

Teinture de scille. . . .	0,20 centigr.	par année
Teinture de digitale. . .	II gouttes.	d'âge.
Sirop des cinq racines . . }	āā 10 à 20 grammes.	
Sirop de café . . . . . }		
Eau distillée	40 à 60 —	

A prendre en 24 heures, soit pure, soit dans de la tisane d'uva ursi.

Pour *maintenir l'activité du foie*, on aura recours à l'administration d'un purgatif de choix, le *calomel*, 5 centigr. dans la première année, 5 centigr. en plus par chaque année, ce qui assurera une asepsie intestinale relative, soulagera le rein dans son élimination de toxines et permettra au foie de remplir mieux son rôle de destructeur de poisons.

Un peu de sucre, un peu d'éther, sous forme de *sirop d'éther*, entretiendront la fonction glycogénique en bon état.

Le benzoate de soude diminuera la toxicité des matières extractives.

Pour *stimuler le système nerveux*, on aura déjà, dans une certaine mesure, les toniques cardiaques, les pratiques hydrothérapiques. Plus spécialement, on le soutiendra par les excitants diffusibles, sels ammoniacaux, carbonate ou acétate.

Par exemple :

Benzoate de soude.	0 gr. 50.	
Acétate d'ammoniaque . . .	1 gr. 50	
Cognac	8 à 12 grammes.	
Julep gommeux . . . . . } āā 45	—	
Sirop de tolu . . . . . . }		

(MARFAN).

Par cuillerées à dessert, toutes les heures ou toutes les deux heures, suivant l'âge de l'enfant.

Ou bien le camphre, fort utile en cas d'hypérémie très intense et très disséminée. Dans un verre de lait, un des paquets suivants :

Camphre en poudre	0 gr. 03
Acide benzoïque	0 gr. 15 à 0 gr. 20

La *liqueur ammoniacale anisée* (1) remplit bien cette indication, les injections d'éther, d'huile camphrée à 10 pour 100, de solution salée dite sérum artificiel, pour les cas graves.

Dans la broncho-pneumonie, la belladone à dose suffisamment haute, amènerait la défervescence et la cessation de la dyspnée (Campbell) (2). La belladone agirait dans la broncho-penumonie comme un stimulant énergique de la respiration.

Ce serait aussi l'avis de M. G. Carter (de Sheffield), spécialement pour la broncho-pneumonie coquelucheuse.

Sous l'influence des médecins anglais, on a prescrit largement l'*alcool* sous toutes formes, grogs, champagne, etc. Il y a réaction aujourd'hui. En tout cas, si l'on continue à donner l'alcool à haute dose, n'en faire qu'un *usage momentané*, pour produire une excitation dont on veut profiter, mais ne pas en prolonger l'administration. Cette prolongation pourrait amener une action déprimante par l'irritation d'organes importants, foie, reins, par exemple, déjà rendus insuffisants par le fait même de la double intoxication infectieuse.

---

(1) Pharmacopée allemande : Alcool à 90° = 24, Huile volatile d'anis = 1, Ammoniaque liquide = 6. Dose : à 4 ans 0,50 à 1 gr.

(2) CAMPBELL (de Bradford). — *Association britannique, section du Yorshire,* 17 mars 1902.

Cognac . . . .   20 grammes.
Sirop de quinquina. . . . . .   30 —
Teinture de cannelle. . . . . .   1 —
Liqueur d'Hoffmann . . . . .   2 —
Eau . . . .   40 —

(H. Méry).

Par cuillerées à café toutes les heures.

Ou bien :

Acétate d'ammoniaque . . . . .   3 —
Sirop de café. . . . .   30 —
Liqueur d'Hoffmann . . . . .   2 —
Eau de tilleul. . . . .   60 —

(H. Méry).

En outre de ces indications principales, on peut avoir, dans la broncho-pneumonie, à en remplir d'autres.

Si la fièvre, *trop intense*, ne cède pas ou se maintient d'une façon trop continue, il y a indications à employer les antipyrétiques, de préférence ceux qui ne ferment pas le rein, et, en particulier, les *sels de quinine*, soit en potion :

Bichlorhydrate de quinine.   0,10 à 0,15 même 0,20 par année
                                        d'âge.
Extrait de réglisse. . .   6 à 10 grammes.
Sirop de fleurs d'oranger ou
        de menthe . . . .   20 à 30 —
Eau distillée. . . . .   40 à 60 —

Ou bien *euquinine*, (*éther éthyl carbonique de quinine*) *aristochine*, *aristoquinine* (*éther diquinicarbonique de quinine*), insipides, à doses à peu près semblables.

Quelquefois, on fera un suppositoire qui renfermera un sel soluble de quinine :

Bichlorhydrate, salicylate,
ou   chlorhydrosulfate de quinine.   0,10 à 0,20 par année d'âge.
Beurre de cacao et cire. q. s.   1 gr. 50 à 2 grammes.

Pour un suppositoire.

Rarement on aura à faire une injection sous-cutanée.

La digitale sert aussi d'antipyrétique indirectement, mais *pas d'hyposténisants*, aconit, ipéca, etc.

Pas d'antipyrine, pas de cryogénine.

Si les *phénomènes bronchiques* sont *prédominants*, on s'inspirera du traitement habituel de la bronchite.

Par exemple :

Benzoate de soude.	3 grammes.
Extrait de réglisse:	5 —
Sirop de tolu . . . . : ⎫	
— de térébenthine . . . ⎬ ââ 30 —	
— de belladone . . . : ⎭	

(COULON).

Ou :

Oxyde blanc d'antimoine. . .	2 grammes.
Sirop de goudron . . . . ⎰ ââ 20 —	
— de polygala . . . . ⎱	
— de fleurs d'oranger. . .	10 —
Eau distillée	40 —

(COULON).

Ou :

Teinture d'eucalyptus.	2 grammes.
Sirop d'althœa	20 —
— de menthe	30 —
Eau	50 —

Ou analogue.

Pas d'opium.

Contre l'obstruction des fines bronches.

Benzoate de soude.	1 gr. par année d'âge.
Sirop d'ipéca.	3 gr. par année d'âge.
Sirop d'eucalyptus	10 gr. par année d'âge.
Eau distillée de menthe ou d'anis.	q. s. pour faire 60 gr.

Toutes les 2 heures une cuillerée à café ou à dessert, dans un peu de thé sucré ou de l'infusion de polygala édulcorée au miel.

Ou bien :

Sirop d'ipéca	5 à 10 grammes
Benzoate de soude	1 gr. 50 à 2 gr.
Sirop de polygala	20 grammes,
Infusion de tilleul	60 —

Par cuillerées à café toutes les heures. (MÉRY).

Ou :

Teinture de noix vomique. IV à V gouttes par année d'âge.
Sirop d'althœa . . . . } àà 30 grammes.
Sirop de polygala . . . }

Par cuillerée à café ou à dessert toutes les heures ou toutes les 2 heures.

Contre la congestion pulmonaire.

Chlorhydrate d'ammoniaque. 0,50 à 1 gr. par année d'âge.
Julep gommeux . . . . . 60 grammes.

Toutes les heures une cuillerée à café.

Pneumonie.

Traitement abortif par le veratrum viride.

Potion :

Teinture de veratrum viride . . VI gouttes.
— de racine d'aconit . : II —
Eau distillée . . . . . } àà 60 grammes.
Sirop de tolu . . : . . . }

Une cuillerée à café toutes le heures jusqu'à cinq, puis toutes les deux heures. (ILLOWAY).

Dans les cas ordinaires, ventouses sèches, 12 à 20, et :

Extrait de quinquina. . 0,10 à 0,20 centigr, par année d'âge.
Teinture de cannelle . . 0,50 centigr.
Acétate d'ammoniaque . 0,60 à 1 gramme.
Eau-de-vie. . . . . 1 à 3 grammes par année d'âge.
Sirop d'écorce d'orange . 20 à 30 grammes,
Eau distillée de mélisse . q. s. pour 60 à 80 selon l'âge.

Une cuillerée à café ou à dessert toutes les heures ½.
Pour 4 ans.

Sirop de quinquina . . . . . . 20 grammes.
Eau-de-vie de Cognac. . . . . 10 —
Teinture de cannelle. . . . . 1 gr. à 1 gr. 50
Eau distillée de menthe. . . . . 30 grammes.

Toutes les deux heures une cuillerée.

A. — Contre la *fièvre*, le mieux encore est l'emploi de la quinine, sulfate ou chlorhydro-sulfate à doses moyennes ou fortes. Bains *tièdes* ou *froids* ou *mieux chauds*.

B. — Si le *pouls* est *faible* :

Benzoate de soude.	1 à 2 gr.
Caféine	0 gr. 25 centigr.
Sirop de digitale	5 grammes.
— de quinquina	20 —
Eau de fleurs d'oranger.	40 —

(Pour un enfant de 5 à 10 ans).
Par cuillerées à café d'heure en heure. (J. COMBY).

Pyramidon	0 gr. 50.
Salicylate de soude.	6 grammes.
Eau distillée	200 —
Hydrolat de menthe	50 —
Elixir amer	5 —

(HRACH) (1).

Par cuillerées à bouche d'heure en heure, puis toutes les deux heures, en plus, bains tièdes et enveloppements.

En cas de délire :

1º Bains tièdes prolongés.

Teinture éthérée de musc.	0,20 par année d'âge.
Sirop d'éther	
Sirop d'orgeat	} āā 3 a hgrammes.
Eau distillée de laitue . .	q. s. pour faire 60 à 80 gr.

C. — Pour combattre le *collapsus* : injections de caféine, de spartéine, de strychnine.

Sulfate de strychnine.	un centigr.
Eau distillée	10 grammes.

Trois injections par jour, environ 20 gouttes chaque fois.

---

(1) (*Wiener medicinische Wochenschrift*, 9 août 1902).

Ou bien *Sérum caféine* :

Citrate de caféine . . . . . .   0 gr. 75.
Chlorure de sodium. . . . . .   2 gr. 50.
Eau distillée . . . .   500 grammes.

(MARFAN).

Ou :

Feuilles de digitales en infusion.   0,03 à 0,05 c. } p. année
Ergotine de Bonjean. . . .   0,20 à 0,25 c. } d'âge.
Sirop des 5 racines. . . . .   30 à 50 grammes.
Eau distillée . . . . . .   60 à 100 —

Ou :

Teinture de digitale . . .   II à IV gouttes } par année
Teinture de strophantus au 20°   I goutte.   } d'âge.
Sirop de caféine. . . . .   3 à 5 grammes.
Vin de Malaga. . . . .   q. s. pour faire 60 à 80 gr.

Par cuillerée à café ou à dessert.

Ou :

Liqueur ammoniacale anisée   0,15 à 0,20 c. par année d'âge.
Sirop de fleurs d'oranger.   . 30 à 50 grammes.
Infusion de bourrache .   . 60 à 100 grammes.

Ou :

Acétate d'ammoniaque.   . 0,30 à 0,50 c. par année d'âge.
Teinture d'écorce d'orange }
                ou   } 1 à 8 grammes.
Teinture de cannelle . . }
Sirop de quinquina . . 30 à 50 grammes.
Eau distillée . . . . 60 à 100 —

VIII. — AFFECTIONS DE LA PLÈVRE

Pleurésie simple.

Révulsifs, cataplasmes sinapisés, sinapismes, frictions de vinaigre aromatique chaud, cataplasmes chauds vinaigrés ; *pas de vésicatoire* dans l'état aigu ; mais seulement plus tard, petits, camphré ; badigeonnage à la teinture d'iode, dédoublée chez les petits. Au besoin, ventouses sèches répétées ; chez les grands, ventouses scarifiées ou sangsues. Quelquefois demi-cuirasse de diachylon, en bandes imbriquées pour immobiliser et comprimer le thorax. Quelquefois emplâtre de Vigo ou de calomel, mais surveiller. Enveloppement ouaté, recouvert de taffetas (Ollivier) pour provoquer la sudation.

Régime lacté exclusif ; lait additionné d'une certaine quantité de sucre et de lactose comme diurétique, d'eau diurétique, par exemple, Vittel, Contrexéville, Evian, Martigny.

Tisane de chiendent, de queues de cerise, d'uva ursi, de reine des prés, de pariétaire.

Repos au lit.

Si la pleurésie est nettement rhumatismale, salicylate à l'intérieur et en applications externes sur le côté malade, badigeonnages ou onctions avec une pommade. (Voir Formulaire du Rhumatisme. — *Gazette des maladies infantiles* de 1902, N° 1 du 2 janvier).

F. s. a. une potion à donner par cuillerées à café toutes les demi-heures, aux enfants atteints de pleurésie. Lait pur ou aromatisé pour boisson. — Tous les deux ou trois jours, pastilles de calomel de 5 centigr. chacune.

Ou simplement :

Nitrate de soude . } àà 0 gr. 15 à 0 gr. 20 par année d'âge.
Acétate de soude. .

(De préférence aux sels de potasse, qu'on donne à dose moitié moindre), pour un paquet, à prendre dans les 24 heures, mêlée aux tisanes et aux boissons ou dans un julep.

Ou la formule de M. le Dr J. Comby :

Acétate de potasse . . . . 1 gramme.
Sirop de cerises. . . . . 30 —
Infusion d'hysope . . . . . . 10 —

une cuillerée à soupe toutes les deux heures.

On peut avoir aussi recours à la théobromine :

Théobromine. . . . . 0 gr. 08 à 0 gr. 10 centigr. par année d'âge.
Julep gommeux . . . . 60 à 80 gr.

En totalité, par prises espacées de 2 heures dans la journée. (Agiter).

Oxymel scillitique. . . . 2 gr. à 2 gr. 50)
Teinture de digitale . . . II à III gouttes. } par année d'âge.
Nitrate de potasse. . . .0,15 à 0,20 centigr.)
Infusion de baies de geniè-
nièvre . . . . . 40 à 50 grammes.

Ou bien :

Acétate de potasse . . 0,15 à 0,20)
Oxymel scillitique. . . 2 gr. à 2 gr. 50 } par année d'âge.
Ether nitrique alcoolisé . III gouttes.)
Sirop des cinq racines. . 20 à 30 grammes.
Infusion de pariétaire. . 40 à 50 —

Dérivation intestinale de préférence avec :

Calomel . . . . . { àà 0 gr. 05 pae année d'âge.
Scammonée . . . . .
Sucre de lait . . . . . q. s.

A faire prendre en une ou en deux fois, à dix minutes d'intervalle, délayé dans un peu d'eau ou enrobé dans du miel ; pas de sel, ni d'acide ; thé léger abondant pendant la purgation.

Dérivation rénale, outre le lait et le sucre, les boissons abondantes, tisanes de chiendent, de queues de cerise, de stigmate de maïs, d'*uva ursi* ou bousserole, préparations de scille :

Teinture de scille.   0 gr. 25 c. ou 10 gouttes par année d'âge.
Julep gommeux .   60 à 80 grammes.

A donner entièrement dans la journée en 6 fois.
Ou :

Teinture de scille. . . . .   0,25 par année d'âge.
Teinture de digitale . . . .   II à III gouttes.
Julep gommeux . . . . .   60 grammes.

Ou bien une potion avec l'oxymel scillitique, qui contient environ dix fois moins de substance active que la teinture, exactement la teinture est au 1/5, l'oxymel à 1/49 :

Oxymel scillitique . .   2 gr. à 2 gr. 50 par année d'âge.
Julep gommeux   . .   60 grammes.
Ou :

Oxymel scillitique. .   2 gr. à 2 gr. 50 par année d'âge.
Sirop des cinq racines   20 à 30 gr.
Eau distillée de menthe   30 à 50 gr.
Teinture de scille. . . . . ⎫
Teinture de digitale . . . . ⎬ ãã 10 gouttes.
Oxymel scillitique . . . .   10 grammes.
Hydrolat de tilleul.   100   —

(J. Simon).

Lorsque décidément le liquide ne se résorbe pas, c'est alors qu'on songe à pratiquer la *thoracentèse*. Rappelez-vous, toutefois, que, chez l'enfant, la pleurésie a presque toujours une issue favorable. Cependant, vous serez en droit de recourir à la thoracentèse dans les trois circonstances suivantes :

1º Si l'épanchement est très abondant et amène des symptômes asphyxiques, si surtout il paraît augmenter chaque jour ;

2º Si l'épanchement persiste sans se résorber depuis trois ou quatre semaines ;

3º Si l'épanchement, assez abondant, siège à gauche et gêne les mouvements du cœur ; car il pourrait survenir une syncope mortelle.

Ajoutons que, chez l'enfant surtout, il faut autant que possible laisser une certaine quantité de liquide dans la plèvre et ne pas l'évacuer complètement par la thoracentèse. En général, on peut se tenir pour satisfait lorsqu'on a retiré cinq à huit cents grammes de liquide, et il est toujours préférable de faire des ponctions révétées que de grandes ponctions (Richardière) (1).

Après la pleurésie surveiller la tuberculose.

Solution d'arrhénal à 5 %
II gouttes par année d'âge.

Avant chacun des deux principaux repas, eau de La Bourboule.

Huile de foie de morue, tannins, glycérophosphates, ovo-lécithine, etc.

_____

(1) RICHARDIÈRE. *Clinique médicale*, la pleurésie aiguë chez l'enfant (*Gazette des maladies infantiles*, 10 septembre 1902, Nº 37, page 289).

IX. — AFFECTIONS DU COEUR

Myocardite des maladies infectieuses.

Variole, diphtérie, fièvre typhoïde principalement, mais toutes les infections peuvent se compliquer de myocardite.

1º TRAITEMENT PROPHYLACTIQUE. — Surveiller, même cesser les bains froids ; à la place : bains tièdes ou même interruption momentanée de toute balnéation; lavement froid. — *Repos absolu.*

Cesser les injections massives de sérum, à la place : injections modérées.

Digitale, digitaline cristallisée de Nativelle soit granulés au 1/10 de milligrammes 1 après 10 ans, soit solution au millième, 1/4 de goutte par année d'âge en 24 heures. Faible dose.

2º TRAITEMENT CURATIF. — Comme application locale, on aura recours soit à la *révulsion, sinapisation, ventouses sèches* sur la région cardiaque application de *compresses froides* recouvertes d'un taffetas imperméable et renouvelées dès qu'elles s'échauffent, *vessie de glace* en permanence, avec interposition d'une flanelle entre la peau et le sac qui contient la glace sur le devant du cœur.

Champagne glacé, thé, café.

Frictions générales sur les membres avec un vinaigre aromatique, de l'eau de Cologne ou tout autre liquide excitant.

Sinapisation, frictions, flagellations, position déclive de la tête, respiration artificielle, électrisation du diaphragme et boules d'eau chaude autour du corps, etc.

1º S'il y a période d'excitation :
Contre l'éréthisme.

Bromure (de potassium, 0,20 à 0,25 par année d'âge.)
à dose { de sodium . . . . , . . } le soir.
modérée (de strontium . . . .)

Seul ou associé à :

Extrait de valériane . . . . . 0,40 à 0,50 par année d'âge.

Ou :

Teinture éthérée de valériane . 0,50 par année d'âge,

Ou en infusion.
Au bromure on associe aussi :
Adonis vernalis en infusion.
Si l'éréthisme s'exagère :
Teinture de vératrum viride 1/6 à 1/4 de goutte
par année d'âge après 3 ans.
2 ou 3 fois par jour.
2º *A la période d'asthénie.*
Dans la myocardite typhique .

Caféine . . . . } ââ 1 gr. 60 centigr.
Benzoate de soude. . . . . }
Vaniline . . . .   0 gr. 05 —
Sirop de Tolu . . . . . .   50 grammes.
Rhum . . . .   10 —
Eau distillée . . . . . .   60 —

(A. SEVESTRE).

Une cuillerée à soupe deux fois par jour.
Ou bien une formule analogue.

Caféine . . . .   0,05 à 0,10 } par année
Benzoate de soude . . . .   0,10 à 0,20 } d'âge.
Sirop de menthe . . . .   20 à 30 grammes.
Eau . . . .   60 à 80 —

A donner pure ou dans du thé, café ou du grog
léger, en totalité dans la journée, et la nuit en 4 à
5 fois. *Ne pas oublier la médication pendant la nuit.*

Caféine	0,05 à 0,10 même 0,15 par année d'âge.
Benzoate de soude	0,10 à 30 gr.
Teinture de cannelle. . . .	1 à 3 gr.
Sirop d'éther	10 à 30 gr.
Eau de menthe	60 à 80 gr.

De même, dans un jour et une *nuit* en 4 et 6 fois.

La caféine produit parfois de l'excitation, quelquefois de l'insomnie, même du délire. On ne continuera donc pas la médication caféinique. On alternera avec la digitale, qui, elle-même aussi s'accumule et ne doit pas se prolonger ; mais qui est un bon médicament, le vrai médicament cardiaque.

Teinture éthéro-alcoolique de digitale.	deux à trois gouttes par année d'âge.
Julep gommeux	60 à 80 gr.

Ou bien :

Infusion ou macération de feuilles de digitale (avec poudre de feuilles de digitale)	0 gr. 04 à 0 gr. 05 par année d'âge, pour 50 à 100 gr. d'eau.
Sirop de quinquina	ââ 10 à 20 gr.
Sirop d'éther	

Ou encore :

Teinture de digitale.	deux à trois gouttes par année d'âge.
Teinture de scille	0 gr. 15 à 0 gr. 20.
Sirop de cannelle	10 à 20 gr.
Sirop de menthe	20 à 40 gr.

En 3 fois dans la journée. La médication de nuit peut être négligée, le médicament se fractionne lui-même. Donner un jour ou deux seulement. Y revenir au besoin au bout de 4 à 5 jours.

A partir de 8 à 10 ans on peut employer la *digitaline cristallisée,* par exemple, sous forme de *solution* exactement titrée *au millième,* comme la solution de digitaline de Nativelle, qui contient 1 milligramme par gramme ou cinquante gouttes. On donnera à cette période par jour *une goutte* par année d'âge ; mais un seul jour.

Si l'on doit prolonger l'action toni-cardiaque pendant quelque temps, on peut, à la place de la caféine, de la digitale, de la spartéine, que nous verrons plus loin en injections sous-cutanées, donner aussi soit le strophantus.

Teinture de strophantus au 1/5 . . . . Une demi-goutte
par année d'âge.

Ou l'extrait de strophantus, granules de Catillon à 0,001 milligramme à 5 ans, 0,002 à 10 ans et 0,003 à 15.

Ou bien encore le muguet.

Extrait de convallaria maïalis. . 0 gr. 20 par année d'âge.

L'action n'est pas aussi énergique, mais permet la prolongation d'une médication avec des médicaments différents.

Ou encore de petites doses du vin diurétique de l'Hôtel-Dieu ou vin de Trousseau du Codex qui contient :

Feuilles sèches de digitale.	30 grammes.
Squames de scille.	15 —
Baies de genièvre.	150 —
Acétate de potasse.	100 —
Alcool à 90°	250 —
Vin blanc à 10°	2 litres.

On peut en prescrire de ce vin composé 3 à 6 grammes par année d'âge.

Dans les cas urgents et une demi-heure environ avant de mettre au bain, on fera une injection sous-cutanée soit de caféine.

Au lieu de caféine, on peut avec avantage recourir à la spartéine par voie sous-cutanée, comme l'a encore

6

récemment conseillé H. le Dr E. Thomas, de Genève (1), surtout dans les affaiblissements modérés du cœur.

Sulfate neutre de spartéine. . . .	0 gr. 40 centigr.
Eau distillée stérilisée	10 grammes.

Chaque seringue de 1 cc. renferme 4 centigr.

A partir de 8 ans, on peut faire 2 injections par jour, soit en tout 0,08 centigr.

Pour les doses aux autres âges, on réduira ou on augmentera, de façon à injecter un total de *un centigramme* par année d'âge en divisant la dose en 2 ou 3 injections. Au-dessous de 3 ans, ou on s'abstiendra ou on ne donnera guère que trois quarts, soit 0,075 par année.

Dans les mêmes conditions on peut employer les *injections sous-cutanées de sulfate de strychnine, d'huile camphrée* ou *d'éther camphré.*

Comme vaso-constricteur, l'ergot de seigle (Demange, Huchard) a son utilité.

La posologie de l'extrait liquide ou *ergotine* est de 0,25 par année d'âge par 24 heures, en potion ou en injection sous-cutanée.

Enfin, dans la myocardite des maladies infectieuses ou même à la simple menace de celle-ci, il ne faut pas oublier le bénéfice qu'on peut retirer des injections de *sérum artificiel* faites alternativement et simultanément avec les autres injections.

On doit en pratiquer une, conjointement avec une injection de caféine, de spartéine ou de strychnine, et l'absorption d'un peu de champagne ou de grog, une demi-heure environ avant de mettre l'enfant au bain, s'il y a indication de continuer la balnéation.

H. G.

---

(1) E. THOMAS. — La spartéine dans la fièvre typhoïde. *Revue Médicale de la Suisse romande* (mars 1902)

X. — AFFECTIONS DU SYSTÈME NERVEUX

Convulsions des enfants.

Traitement nécessaire pendant et après, prophylactique ou curatif, d'urgence ou à longue échéance.

PENDANT

1º CURATIF ET D'URGENCE

A) PENDANT L'ACCÈS contre les convulsions elles-mêmes :

Aérer la chambre, chaleur douce seulement, éviter la trop vive lumière, le bruit.

Calmant, bain prolongé de 36º à 40º, avec compresses froides en permanence sur la tête.

L'enfant assis dans la baignoire ; une couverture jetée au-dessus de l'ouverture de celle-ci, pour empêcher le refroidissement, mais surtout la chaleur de l'eau de se communiquer à la tête.

Bain d'eau simple, bain de tilleul, bain de valériane (à odeur désagréable).

Bain de tilleul :

Fleurs de tilleul	300 à 500 gr.
Eau	1 litre.

Infuser 1 heure.

Bain de valériane :

Racine de valériane	5 à 10 gr.
Eau bouillante	1 litre.

Infuser et verser dans le bain.

Au besoin : inhalations de *chloroforme,* d'*éther,* de bromure d'éthyle.

Comme *dérivatif* : un lavement avec un verre et demi d'eau, plein une cuillerée à dessert de sel ou bien 3 cuillerées à bouche d'huile ordinaire, de glycérine ou de miel ; ou bien *lavement purgatif* au *miel* de mercuriale et sulfate de soude.

B) A LA FIN DE L'ACCÈS :

Pendant l'accès, les révulsifs sont absolument contre-indiqués, parce que excitations réflexes des nerfs sensitifs. Mais lorsque l'accès aboutit à la syncope ou à la menace de syncope, troubles de la circulation et de la respiration, ne pas laisser prolonger l'état de collapsus et y parer. Dans ces conditions, *indication formelle et urgente des révulsifs,* sous forme de cataplasme sinapisé, le sinapisme en feuille même, pour aller au plus pressé, quoique ce mode de révulsion un peu brutal chez les tout jeunes enfants, bain vinaigré, bain sinapisé, bain ortié (?).

Frictions cutanées sèches avec le gant de flanelle ; le gant de crin est aussi trop énergique pour les jeunes peaux ; frictions à l'eau de Cologne, vinaigre de toilette, etc.

Fustigation.

En plus, toutes manœuvres destinées à rappeler à la vie : respiration artificielle, électrisation du diaphragme, des phréniques.

2° PROPHYLACTIQUE

Dès qu'on a paré à l'urgence, fait le traitement de l'accès proprement dit, songer à en empêcher le retour, soit immédiat, soit éloigné.

A) IMMÉDIAT.

A ce moment est indiqué l'emploi des *antispasmodiques* :

Bromure   de   potassium.   .   .   1 gr. par année d'âge.
Hydrolat de tilleul   .   .   .   }
    —   de fleurs d'oranger .   } ââ 10 à 15 grammes.
Julep gommeux . . . . .   30 à 40   —

Pour les 24 heures, en 4 ou 6 fois.

Ou sirop de bromure de H. Mure ou solution de polybromures :

Bromure de potassium   .   . }
    —   de sodium   .   .   . } âââ 0,30 à 0,40 centigr.
    —   d'ammonium . . . }   par année d'âge.
Sirop de fleurs d'oranger ou de
    menthe poivrée. . . .   }
Eau de tilleul . . . . .   } ââ 30 à 40 gr.

D'une façon générale, *s'abstenir de l'opium* et de ses dérivés, à cause de la congestion des centres nerveux, la codéine même ou seulement en petite quantité et comme adjuvant d'autres médicaments.

Par exemple, la potion suivante :

Hydrate de chloral. . . . }
Bromure de potassium. . . } ââ 0,50 à 1 gr.
Sirop de codéine. . . . .   5 à 10 gr.
Teinture de musc . . . }
Alcoolature de racine d'aconit. } ââ V à X gouttes.
Eau de fleurs d'oranger. . .   100 grammes.

par cuillerées à café, en 24 heures, par la bouche ou même en lavement.

La valériane peut se prescrire soit par la bouche, le *valérianate de Pierlot*, par exemple, qui renferme de l'essence de valériane, de préférence au valérianate, d'autant plus inactif qu'il est plus chimiquement pur, 2 à 3 grammes par année d'âge.

Ou bien :

Teinture de valériane .   .   . }
Bromure de potassium   .   .   } ââ 1 gr. par année d'âge.
Julep gommeux .   .   .   .   40 à 80 gr.

Ou extrait en suppositoire :

Extrait de valériane.   . 0,50 centigr. par année d'âge.
Beurre de cacao et cire . Q. s. pour un petit suppositoire
                              de bébé de 1 gr. à 1 gr. 05.

De même castoréum, musc, oxyde de zinc.

Castoréum . . . 0,02 à 0,03 centigr.
Musc . . . . 0,05 à 0,10 centigr. par année d'âge
Beurre de cacao. — —

Ou :

Extrait de valériane. . .) 0,50 centigr.) par année
Oxyde de zinc . . . .) 0,01 à 2 centigr.) d'âge.
Sirop de fleurs d'oranger 60 à 80 gr.

Ou bien une potion :

Valérianate de zinc . . 0,03 à 0,04 cent. par année d'âge.
Julep gommeux . . . 60 à 80 gr.

Ou encore :

Hydrate de chloral. . . 0,20 centigr. par année d'âge.
Beurre de cacao et cire . . C. s. pour un suppositoire de
2 grammes au plus.

Ou :

Hypnal . . . . . 0,15 centigr. par année d'âge.
Beurre de cacao et cire. — — —

Au lieu du suppositoire, le lavement, selon les circonstances :

Une formule simple et classique :

Hydrate de chloral. . . . . . . 0,20 centigr.
Jaune d'œuf . . . . Un.
Eau . . . . 100 à 150 grammes.

Ou bien avec l'hypnal :

Hypnal . . .)
Camphre . . .) ãã 0,15 centigr. par année d'âge.
Jaune d'œuf. Un.
Eau distillée. 100 grammes.

Pour un lavement.

Ou une formule un peu polypharmaque :

Teinture éthérée de valériane.	0,30 centigr.
Musc	0,05 à 0,10 cent. par année d'âge.
Hydrate de chloral. . . .	0,20 centigr.
Jaune d'œuf	Un.
Eau de fleurs d'oranger. .	
Eau de tilleul.	} āā 40 à 60 gr.

Ou bien :

Castoréum . . . 0,02 à 0,03 par cent.	
Assa fœtida. . . 0,05 à 0,08 —	} par année d'âge.

Infusion de valériane (racine de valériane 5 à 10 grammes par 100 à 150 d'eau) 100 à 150 grammes.

Ou :

Musc	0,05 à 0,10 centigr.
Jaune d'œuf	Un.
Eau de tilleul	100 à 120 gr.

B) ÉLOIGNÉ. — A) *Médicamenteux.*

1º Divers antispasmodiques, mais surtout *bromures*, donnés de façon intermittente, 3 jours de médicament, 3 jours sans médicament.

2º Médication de la cause, tube digestif ; dyspepsie, vers intestinaux, etc.

Veiller à la sobriété de la nourrice, suppression de toute boisson alcoolique au moins pendant quelque temps.

B) *Hygiénique.*

Vie calme, loin du bruit et des excitations mondaines, néfastes aux jeunes enfants. Nursery bien isolée.

Hydrothérapie, lotions tièdes ou fraîches ou même froides, douches selon l'âge et les réactions individuelles.

Séjour à la campagne, *ni à la mer, ni à la haute*

montagne, vallée de moyenne hauteur entre 600 et 1,000 mètres, pas au-dessus.

Cure hydro-minérale : Néris, Lamalou, Bagnoles de l'Orne, ou bien les stations destinées à modifier la nutrition ou l'état diathésique du sujet, ses fonctions digestives, Pougues, Vichy, Châtel-Guyon, etc., d'où indications diverses.

Cure précoce et répétée : les *petits convulsifs* sont des *petits nerveux*, issus de *neuro-arthritiques* ou autres dont on ne peut modifier le terrain qu'avec des soins suffisamment prolongés.

Incontinence d'urine.

Matin et soir, bain de siège froid de 2 à 3 minutes au plus.

Lotion froide, puis douche en jet le long de la colonne vertébrale chaque matin.

Le soir, repas sec ; pas de soupe ou soupe très épaisse ; boisson réduite à 0 ou au strict minimum.

Dans le lit, coussin sous le siège pour relever le bassin.

Ou d'après M. le Dr Camelot (de Lille) et M. le Dr Delfosse.

1° *Traitement belladoné* :

Extrait de belladone.   .   . | āā 0,015 milligr.
Extrait thébaïque .   .   .   . |

Une pilule chaque soir pendant une semaine.

En cas d'insuccès, donner 0,025 pendant une semaine. Ce simple traitement peut suffire.

Dans le cas contraire, on ajoute :

2° *Instillations de nitrate d'argent* dans l'urèthre postérieur :

Nitrate d'argent .   .   .   .   1 gramme.
Eau distillée   30   —

10 à 20 gouttes.

A. Lavage de l'urèthre antérieur.

B. Instillation, 10 gouttes dans la première séance, 15-20 gouttes dans la deuxième séance, si besoin. Si besoin, troisième séance.

Traitement électrique

d'après le Dr Denis COURTADE.

I. — *Le courant doit agir localement sur le sphincter de la région membraneuse.* — A) *Courants faradiques.*
I. *Application directe.* : 1º Electrode uréthrale constituée par une tige conductrice souple, complètement isolée, portant à l'une de ses extrémités une olive métallique, olive légèrement renflée à son extrémité adhérente, se vissant sur la tige, de différente grosseur afin de se mettre bien en rapport avec le calibre de l'urèthre. Beaucoup plus grosse chez les filles, et s'appliquer bien exactement sur la partie de l'urèthre avoisinant le col. L'autre extrémité de la tige est mise en communication avec un fil conducteur relié au pôle négatif d'un appareil d'induction. Cette électrode forme le pôle actif.

2º Electrode reliée au pôle positif de l'appareil d'induction, forme le pôle indifférent, large plaque métallique recouverte d'amadou et de peau de chamois, l'appliquer, mouillée, soit sur la région abdominale antérieure, soit sur la région dorso-lombaire.

Choisir les courants induits provenant de la bobine à gros fil agissant beaucoup mieux sur la contractilité musculaire. Intermittences lentes, tout au plus 2 à 3 par seconde. Intensité toujours facilement supportée par le malade. Séances au début tous les jours ou tout au moins 3 fois par semaine. Durée de chaque séance, 2 *ou* 3 *minutes* pas plus.

6 *

Au lieu de courants faradiques : courants statiques induits de Morton (Bordier). Pas de courants galvaniques, peur de choc.

II. — Chez les enfants à canal très sensible, électrisation localisée en agissant sur la région membraneuse à travers le périnée. Cette électrode est formée d'un tampon circulaire (disque de charbon de 2 à 3 centimètres de diamètre recouvert de peau de chamois). Courants de la bobine à fil gros avec des intermittences lentes.

B) *Courants galvaniques* : pôle négatif sur le périnée, pôle positif sur la région lombaire. Pendant 8 à 10 minutes courants de 10 à 12 milliampères avec de fréquentes interruptions en faisant attention à ce que l'électrode active ne produise pas d'escares au point d'application. Au lieu d'intermittences, ondes électriques : pour cela manœuvrer le collecteur de manière à aller de 0 à un chiffre voulu de milliampères et revenir ensuite sans arrêt au zéro. On pourra aller, dans ce cas, jusqu'à 25 et 30 milliampères, en faisant toutes les secondes une onde d'une durée d'un quart de seconde.

Dans les cas d'hyperexcitabilité vésicale, pôle positif sur le périnée et courant de 8 à 10 milliampères sans intermittences et sans ondes.

C) *Méthode réflexe* : On peut encore agir sur le sphincter de la région membraneuse d'une manière réflexe, en électrisant les régions abdominales antérieure et latérale, et la partie supérieure des cuisses au moyen du courant faradique à fil lin avec des intermittences rapides. On pourra aussi mettre le malade sur le tabouret électrique et appliquer des étincelles sur les régions lombaire et abdominale antérieures.

Spasme de la glotte.

Oxyde de zinc 0,02 centigr. par année d'âge en 24 heures ; à 4 ans, 0,08 centigr. (1/4 de la dose de l'adulte).

A donner en nature dans des confitures ou en suspension dans un julep gommeux.

Ou :

Teinture éthérée de musc. . . .	XX gouttes.	
Teinture de belladone.	X	—
Eau distillée de laurier-cerise. . .	8 grammes.	
Sirop de fleurs d'oranger. . . .	20	—
Eau de laitue	100	—

(VERGNIAUD, de Brest).

Selon l'âge, 5 à 6 cuillerées à café par jour, de façon à donner II gouttes de teinture de belladone par année d'âge en 24 heures, au moins les premiers jours.

Ou :

Chlorhydrate de morphine. . . .	0,01 à 0,03 centigr
Eau de tilleul	35 grammes.
Sirop de fleurs d'oranger. . . .	15 —

(HENOCH).

Selon l'âge, 4 cuillerées à café 2 à 4 fois par jour, de façon à donner 0,001 milligramme par année d'âge en 24 heures.

Ou bien :

Inhalation de chloroforme.

Terreurs nocturnes des enfants.

(*Pavor nocturnus*) (1).

1º Chez les épileptiques, médication bromurée, seule ou associée à la jusquiame.

---

(1) Voir J. VIRE. — *Maladies nerveuses, Diagnostic, Traitement.* Montpellier et Paris, 1902.

Rec. Bromure de potassium. . . . .   0 gr. 50.
Teinture de jusquiame. . . . .   X gouttes.
Sirop simple . . . .   15 grammes.
Eau   10   —

M. — A prendre en une seule dose, au moment du coucher.

Ou sirop de Mure ou autre.

2° Dans l'auto-intoxication digestive.

a) Aux hypochlorhydriques, acide chlorhydrique, pepsine, teinture de noix vomique, gouttes amères de Baumé ; aux hyperpeptiques, alcalins, boissons chaudes amères, l'eau pure, le lait.

b) Dans la dilatation de l'estomac, interdiction absolue de l'usage de boissons excitantes et alcooliques, vin, cidre, bière, thé, café. Lait; rationner les boissons, boire très peu aux repas, pas du tout en dehors des repas et la nuit. Aliments de facile digestion, lait, purées. Repas du soir très court, peu substantiel.

c) Contre les alternatives de constipation et de diarrhée seront lavements, purgatifs huileux et salins, antisepsie intestinale.

d) Surveiller l'*alcoolisation* de la nourrice.

e) De toute façon, surveillance spéciale : l'alimentation du soir ni très copieuse, ni d'une digestion difficile. Pas de vin. Eloignement des excitations de toutes sortes. Chambre à coucher bien aérée.

f) Rechercher les signes d'une *intoxication médicamenteuse ou accidentelle* ; si positive ; vomitif, purgatif, lavements salés chauds, stimulants diffusibles, sédatifs tels que le bromure, une fois que toute manifestation aiguë a disparu.

Les terreurs nocturnes, l'épilepsie larvée mise à part, sont presque toujours causées par des *troubles digestifs*, d'où INDICATION PROPHYLACTIQUE MAJEURE; réglementer l'alimentation des enfants : exclusivement lait seul, ou additionné d'alcalins ou d'infusions aromatiques, arriver lentement, avec surveillance, à l'alimentation solide. Aux moindres troubles digestifs, reprendre lait, tisanes, eau bouillie.

Toujours coucher l'enfant à la même heure.

Bains tièdes, massage, gymnastique, marche, jeux délassants, musculaires.

3º Ablation des adénoïdes, ignipuncture des amygdales hypertrophiées, purgatifs et parasiticides.

4º Au cas d'état dyscrasique constitutionnel, d'une infection aiguë ou chronique, traitement approprié.

Indications symptomatiques. — Contre l'hyperexcitation des centres réflexes supérieurs, antispasmodiques internes et externes.

A l'intérieur, bromures, hydrate de chloral, quelquefois uréthane et sulfonal, aux doses de 0 gr. 25 à 0 gr. 50 et 1 gramme, suivant l'âge du malade et l'intensité du symptôme :

Hydrolat de tilleul.	40 grammes.
Sirop de fleurs d'oranger. . . .	20 —
Uréthane	0 gr. 50.

M. — A donner par cuillerées à bouche, d'heure en heure.

Bromure de potassium.	1 gramme.
Sirop de chloral	30 —
Eau de tilleul	90 —

M. — A donner par cuillerées à café.

Bromure de potassium.	1 gramme.
Teinture de jusquiame.	X gouttes.
Eau distillée	30 grammes.
Sirop de fleurs d'oranger. . . .	20 —

M. — A prendre en trois fois dans la soirée.

A l'extérieur, hydrothérapie tiède, d'abord bain plus tard douches en jet brisé et en pluie ; bains émollients, lotions froides et ablutions, soit dans la journée, soit au moment du coucher.

Travail intellectuel sera très minime. Eviter de surexciter le cerveau de l'enfant, par des récits imaginaires ; pas de récits terrifiants, menaces de croquemitaine, histoires de fantômes, de revenants et d'esprits, démontrer à l'enfant l'inanité et la sottise de ces superstitions.

Pas de frayeurs servies en vue de correction, pas de menaces de fantômes ni de ramoneurs, de bêtes terribles, etc.

Tétanie.

1º Bains tièdes.
2º Régime alimentaire.
3º

Huile de jusquiame	40 grammes.
Chloroforme	
Laudanum	} ãã 10 —

(ESCHERICH)

Pour frictions douces 2 à 3 fois par jour.

XI. — AFFECTIONS DE LA PEAU

Acné juvénile.

D'après M. le Dr BROCQ.

1° RÉGIME : S'abstenir totalement de café, café au lait, thé, liqueurs, alcools, vin, charcuterie, poissons, coquilles de mer, crustacés, gibier, truffes, pâtés, fromages, aliments épicés, oseille, tomates, crudités.

Ne pas trop manger de beurre ni de graisse.

2° TRAITEMENT INTERNE : Prendre, au commencement de chaque repas, un des cachets suivants :

Bicarbonate de soude.	30 centigr.
Magnésie calcinée	20 —
Poudre de cascara sagrada. . . .	15 —
Benzonaphtol	15 —
Pour un cachet f. a. 20 cachets semblables.	

Au dessous de 10 ans, mettre la poudre à moitié dose, dans un peu de confitures.

3° TRAITEMENT LOCAL : Nettoyer la figure avec des tampons d'ouate hydrophile et de l'eau aussi chaude que possible qui aura bouilli avec 10 gr. de son et une cuillerée à soupe de biborate de soude par litre.

4° Le soir, faire un savonnage des points malades avec du savon au naphtol ; y passer ensuite de l'eau-de-vie camphrée.

5° Puis mettre sur les boutons, pour la nuit, un peu de la pommade suivante, dans laquelle on augmentera ou diminuera la dose de vaseline suivant l'effet produit :

Naphtol B camphré.	30 centigr.
Résorcine	20 —
Savon noir	20 —
Craie préparée	50 —
Soufre précipité	1,50 —
Vaseline pure	20 —

6º Le matin, après la toilette, passer sur la figure du mélange suivant :

Borate de soude	10 grammes.
Ether sulfurique camphré	40 —
Eau distillée de rose	100 —
Eau distillée	150 —

Eczéma suintant des jeunes enfants.

A. — TRAITEMENT INTERNE

L'eczéma comprend, avant tout, un traitement interne.

1º Surveiller le tube digestif. Laxatifs contre la constipation.

Par exemple :

Magnésie	} ââ 1 gramme
Lactose	} par année d'âge.

2º Chez le nourrisson :

Modifier l'hygiène de la nourrice, restreindre son alimentation azotée : peu de viande, œufs frais, légumes, laitages, fruits. Boissons alcooliques proscrites, très peu de bière légère ou vin coupé d'eau, ni café, ni thé.

Si le nourrisson souffre des dents :

Glycérine	} ââ 10 grammes.
Eau distillée	}
Bromure de potassium	1 —
Chlorhydrate de cocaïne	10 centigr.

(MARFAN).

Toutes les 2 heures, frictions de la gencive avec le doigt trempé dans la solution.

Ou mieux :

Bromure de potassium	2 grammes.
Chlorhydrate de cocaïne	10 centigr.
Glycérine	} ââ 5 grammes.
Eau de laurier-cerise	}

A employer de même.

Au besoin chez les nerveux, à eczéma partiel localisé, bains tièdes à 36°, de 10 minutes de temps.

Pour l'enfant :

Régime doux, surtout végétarien, ni choux, ni oseille, ni tomate, ni aubergine, ni asperges, ni cresson, ni café, ni thé, ni alcool, pas de charcuterie, de fromages salés, d'aliments épicés, de conserves de poissons, de crustacés, de gibier. Surveiller les fonctions rénales et digestives. Laxatifs légers, séné, citrate de magnésie, manne, huile de ricin.

Pour les nourrissons, autant que possible, le sein, bien réglé.

Chez les lymphatiques : huile de foie de morue iodée de 1 à 3 grammes par litre, idosol. Quelquefois arsenicaux.

Chez les jeunes arthritiques, préparations alcalines ; par exemple :

Benzoate de soude ou de lithine.   2 à 5 gr.
Bicarbonate de soude.   .   .   .   12 grammes.
Sirop de fumeterre.   .   .   .   .   ⎫
Sirop de gentiane.   .   .   .   .   ⎬ ââ 150   —
Sirop de saponaire.   .   .   .   .   ⎭

(JACQUET).

2 à 4 cuillerées à café ou à dessert par jour, selon l'âge.

Ou la tisane dépurative de M. Brocq :

Bardane   .   .   .   .   .   .   ⎫
Gentiane   .   .   .   .   .   .   ⎪
Pensée sauvage   .   .   .   .   ⎬ ââ   3 grammes.
Saponaire   .   .   .   .   .   ⎪
Séné épuisé par l'alcool   .   .   ⎭
Bicarbonate de soude.   2   —

A faire bouillir pendant un quart d'heure dans un litre d'eau.

Selon les cas, on peut envoyer les jeunes eczéma-

6***

teux aux eaux minérales. Pour les *sujets arthritiques* :

Alacalines : Vichy, Vals, Mont-Dore, Royat, etc.

Diurétiques : Vittel, Contrexéville, Martigny.

Laxatives : Châtel-Guyon, Brides, Montmirail.

Pour les *lymphatiques* :

Sulfureuses : Saint-Gervais, Saint-Honoré, Uriage,
Challes, Cauterets.

Cuivreuses : Saint-Christau.

Arsenicales : La Bourboule, pour les principales
stations.

B. — TRAITEMENT EXTERNE

1° Au début à la période aiguë, décaper et nettoyer
la peau à l'aide d'application d'eau simple bouillie
imbibée dans des compresses recouvertes d'imperméable, taffetas ciré, feuille de caoutchouc laminé.
Eau d'amidon. Eau boriquée.

Au besoin, pulvérisation d'eau simple à l'aide d'un
petit spray. Ou bien d'un petit cataplasme d'amidon
ou de fécule.

On peut aussi faire avec douceur une lotion avec :

Silicate de soude.	2 grammes.
Eau bouillie	300 —

Ou pulvériser sur la région cette même solution.

(A. ROBIN).

2° Quand le décapage est obtenu, mais pas avant :
Pommade peu irritante.
Onguent simple :

Cire jaune.	15 grammes.
Axonge	8 —

Onguent rafraîchissant :

Onguent simple de Unna. . .		24 grammes.
Eau de rose.	} aa	4 —
Eau de fleurs d'oranger. . .		
Lanoline		Petite quantité.

Soit la pâte *de zinc de Unna* :

Oxyde de zinc.	10 grammes.
Axonge benzoïnée	28 —
Ceyssatite	2 —

Soit :

Poudre d'amidon	} ââ 8 grammes.
Oxyde blanc de zinc pulvérisé.	
Vaseline	20 —

Ou bien :

Acide benzoïque	0 gr. 80.
Oxyde de zinc.	60 grammes.
Vaniline	0 gr. 30.
Vaseline	150 —
Lanoline	80 —

Ou :

Oxyde de zinc	} ââ 5 grammes.
Huile d'olive stérilisée, camphrée à 25 %	
Liniment oléo-calcaire	30 —

(H. GOODSALL).

Onction et recouvrir d'ouate.

Craie préparée	
Oxyde de zinc.	} ââ 5 grammes.
Huile de lin	
Eau de chaux.	

(UNNA).

3° Lorsque l'eczéma sèche :
Poudre.

Oxyde de zinc.	} ââ 5 grammes.
Camphre pulvérisé	
Poudre d'amidon	30 —

(H. GOODSALL).

Poudre d'amidon	180 grammes.
Talc	20 —
Oxyde de zinc	} ââ 5 —
Poudre d'iris de Florence . . .	

Ou encore :

Amidon	
Talc	
Lycopode	ââ 20 grammes.
Sous-nitrate de bismuth	
Acide salicylique	1 —

(COMBY).

Ou :

Talc	40 grammes.
Sous-nitrate de bismuth.	20 —

(JEANSELME).

Ou :

Talc	
Amidon	ââ 50 grammes.
Oxyde de zinc.	10 —

(BALZER).

Pâtes :

Thymol	2 grammes.
Oxyde de zinc.	
Amidon	ââ 25 —

M. F. A. — Pâte que l'on applique sur les parties malades.

On peut poudrer aussi avec :

Amidon	
Talc	
Lycopode	ââ 20 grammes.
Sous-nitrate de. bismuth.	
Acide salycilique	1 —
Menthol	0 gr. 50.

(J. COMBYⱼ).

Pour saupoudrer plusieurs fois par jour.

On peut aussi appliquer une couche mince de Baume du Commandeur de Permes (A. ROBIN) ou teinture balsamique et qui est ainsi composée :

Racine d'angélique	5 grammes.
Sommité de millepertuis.	10 —
Alcool à 80°.	360 —

Faire macérer huit jours et passer. Ajouter :

Myrrhe . . . . } aa 5 grammes.
Encens . . . .

Faire à nouveau macérer huit jours. Ajouter :

Baume de tolu. . . . . . } aa 30 grammes.
Benjoin   5   —
Aloès du Cap . . . . . .

Faire macérer encore 10 jours et filtrer.
Contre le prurit :

Menthol . . . . . . } aa 0 gr. 20.
Gaïacol . . . .   30 grammes.
Vaseline . . . . . .   (JEANSELME).

4° Après la cessation de la congestion et de l'œdème
pommade dessicante, soit :

Amidon . . . . . . } aa 12 grammes.
Oxyde de zinc   1   —
Ichtyol.   25   —
Vaseline . . . . . .

Variante :

Ichtyol . . . .   2 grammes.
Pâte de zinc   100   —

Ou encore :

Glycérolé d'amidon à la glycérine
   neutre . . . . .   80 grammes.
Carbonate de magnésie. . . } aa 10   —
Kaolin . . . . . .   1 à 10 gr.
Ichtyol . . . . . .   (DARIER).

Poudrer par-dessus avec du talc.

Ou bien :

Amidon . . . . . . } aa 12 gr. 50.
Oxyde de zinc . . . . .   3 à 5 gr.
Tuménol ou thiol . . . .   25 grammes.
Vaseline . . . . . .

Ou bien :

Amidon	} ââ 12 grammes.
Oxyde de zinc	
Goudron	1 à 5 gr.
Vaseline	25 grammes.

Pour les peaux peu sensibles .

Oxyde de zinc	} ââ 24 grammes.
Amidon	
Soufre précipité	1 à 5 gr.
Vaseline	50 grammes.

On peut encore associer au soufre l'acide salicylique.

Soufre précipité	2 à 5 gr.
Acide salicylique	0 gr. 25.
Pâte de zinc	Q. S. pour 100 gr.

(BALZER)

Ou :

Dermatol	2 grammes.
Vaseline	20 —

Ou :

Oxyde de zinc	4 grammes.
Soufre précipité pur, tamisé	1 —
Vaseline	15 —
Lanoline	15 —

(QUILLER).

Ou :

Oxyde de zinc	3 grammes.
Acide salicylique	0,25 centigr.
Résorcine	0,10 —
Vaseline	12 grammes.
Lanoline	6 —

(BROCQ).

Ou :

Oxyde de zinc	8 grammes.
Acide salicylique	0,50 centigr.
Camphre	0,20 —
Vaseline	2 grammes.
Lanoline	8 —

(BROCQ).

Ou :

Oxyde de zinc.	6 grammes.
Résorcine	0 gr. 25.
Menthol	0 gr. 15.
Vaseline blanche boriquée à 10 %.	15 grammes.
Lanoline	10 —

Ou bien :

Oxyde de zinc . . . . . . }	ãã 3 à 5 gr.
Talc de Venise.	
Vaseline blanche boriquée à 10 %.	15 grammes.
Sapolan	10 grammes.

On peut, dans certains cas, employer une pommade plus concentrée, comme la suivante :

Acide salicylique	1 gramme.
Sous-nitrate de bismuth. . . }	ãã 10 —
Oxyde de zinc.	
Thymol	0 gr. 60.
Vaseline	40 grammes.

Ou une variante :

Acide salicylique.	2 grammes.
Sous-nitrate de bismuth. . . .	10 —
Oxyde de zinc	20 —
Thymol	0 gr. 80.
Vaseline pure.	80 grammes.

Oxyde de zinc. . . . . . }	ãã 4 grammes.
Sous-nitrate de bismuth. . .	
Acide salicylique	0 gr. 50.
Vaseline	40 grammes.

Oxyde de zinc.	4 grammes.
Soufre	1 —
Vaseline . . . . }	ãã 15 —
Lanoline	

(MARFAN).

Mais au cas où elle provoquerait trop de cuisson, diminuer la dose d'acide salicylique.

Ou bien l'onguent suivant (Kistler) :

Acide salicylique	1 gramme.
Sous-nitrate de bismuth.	20 —
Poudre d'amidon	7 gr. 4.
Onguent rosat	50 grammes.

Appliquer sur les parties malades à l'aide d'une gaze épaisse.

Ou :

Acide salicylique.	0 gr. 25.
Teinture de benjoin.	X gouttes.
Vaseline jaune.	25 grammes.

(BESNIER).

Si cette pommade est bien tolérée, alors :

Acide salicylique.	1 gramme.
Teinture de benjoin.	2 —
Vaseline jaune.	50 —

(BESNIER).

Ou cette pâte dessiccante :

Lanoline	} āā 20 grammes.
Vaseline	
Glycérine	10 —
Sucre	} āā 20 —
Oxyde de zinc.	
Sulfate de zinc.	10 —

La vaseline est parfois irritante. Le cold cream frais, le cérat sans eau, l'axonge fraîchement préparée sont souvent mieux supportés.

Oxyde de zinc.	} āā 10 grammes.
Amidon	
Axonge fraîche	20 —

En cas de prurit, ajouter :

Ichtyol	1 gramme.

Lotions soufrées sur le cuir chevelu :

Soufre précipité	10	grammes.
Glycérine	50	—
Eau distilée	100	—

(MAHA-ED-HADARA (Constantinople).

Ou :

Huile de cade.	20	grammes.
Huile d'amandes douces.	80	—

(GAUCHER).

Usage externe.

5° Lorsque l'eczéma arrive à n'être plus très suintant, on peut appliquer, après désinfection préalable de la peau à l'eau boriquée, une colle dermatologique, par exemple la suivante, qui rend de très grands services chez les enfants enclins à enlever ou à essuyer les pommades :

Gélatine N° 1.	150	grammes.
Grénétine	100	—
Gomme arabique pulvérisée. . . .	5	—
Glycérine	300	—
Eau bouillie	300	—
Oxyde de zinc	100	—
Phénosalyl	2	—

Ou encore :

Gélatine blanche	30	parties.
Oxyde de zinc.	30	—
Glycérine	50	—
Eau	90	—
Ichtyol	10	—

(L'ichtyol est destiné à calmer le prurit).

Pour l'emploi, faire tiédir au bain-marie, de façon à fluidifier la préparation à consistance sirupeuse. Appliquer au pinceau une couche.

Au visage, laisser la colle sécher telle quelle, ou la saupoudrer de talc pour la renforcer.

Sur les parties couvertes, si besoin, appliquer dessus une couche d'ouate, qu'on y laisse adhérente.

Laisser plusieurs jours en place, à moins de soulèvement partiel.

Pour enlever la colle, appliquer des compresses chaudes et nettoyer à l'eau boriquée ou à l'eau d'amidon chaude.

Engelures.

Protéger les surfaces malades à l'aide de gants, de bas, etc.

Lavage à l'eau tiède, à la décoction de feuilles de noyer ; frictions à l'eau-de-vie camphrée.

Poudrer avec :

Amidon	9.
Salicylate de bismuth.	1.

Ou :

Amidon	} ââ 10 grammes.
Lycopode	
Tannin	0,30 centigr.

Ou bien appliquer une pommade :

Oxyde de zinc.	15 parties.
Glycérine	45 —
Lanoline	40 —

Ou encore :

Acide borique	1 gramme.
Tannin	0,30 centigr.
Vaseline	10 grammes.

Le soir, badigeonnage avec :

Ichtyol	} ââ 2 grammes.
Tannin	
Résorcine	
Eau distillée	10 —

Ou avec : de la teinture d'iode fraîche non acidée pure ou mitigée, une fois par semaine.

Glycérine	20 grammes.
Teinture d'iode	10 —

Badigeonner le soir. Laisser sécher la préparation qui forme vernis.

Au traitement externe, on joindra un traitement interne, qui pourra même être préventif.

Iode métallique bisublimé	1 à 3 gr.
Chloroforme	q. s. pour dissoudre.
Huile de foie de morue.	1 litre.

1, 2 ou 3 cuillerées à bouche par jour.

Ou sirop iodo-tannique dans les mêmes proportions ou, iodalose ou autres préparations iodées.

Les autres jours, badigeonner plusieurs fois par jour les doigts avec :

Alun	} ââ 5 grammes.
Borax	
Eau de roses.	300 —
Teinture de benjoin.	15 —

Lorsque le prurit sera intense, recourir à la pommade suivante, la nuit, de préférence ·

Huile camphrée	2 grammes.
Lanoline	20 —

Après un léger badigeonnage à la cocaïne :

Chlorhydrate de cocaïne. . .	25 centigr.
Glycérine	} ââ 5 grammes.
Eau de laurier-cerise. . . .	

Autre pommade :

Chlorhydrate de cocaïne. . . .	0,50.
Extrait de chanvre indien. . .	0,60.
Tannin à l'éther.	4 grammes.
Gycérolé d'amidon	100 —

M. S. A. — Pour onction, trois fois par jour.

Gale.

I. — Traitement de 2 heures :

1º Première demi-heure : savonnage au savon noir et eau tiède de tout le corps de l'enfant entièrement nu.

2º Deuxième demi-heure : grand bain avec continuation de savonnages et frictions.

3º Troisième demi-heure : frotte complète de tout le corps avec la pommade d'Helmerich.

Fleur de soufre.	50 grammes.
Carbonate de potasse.	25 —
Axonge benzoïnée ou non.	300 —

4º Quatrième demi-heure : grand bain suivi de poudrage à l'amidon.

Ou bien :

Huile de camomille.	100 grammes.
Onguent styrax.	20 —
Baume du Pérou.	5 —

Forte friction le soir, l'enfant conserve cet enduit toute la nuit ; le matin, bain savonneux à l'eau chaude et poudrage à l'amidon ou bien avec :

Talc de Venise.	150 grammes.
Oxyde de zinc.	100 —
Amidon	250 —

Si la peau est un peu enflammée, au besoin bain d'amidon cuit et onction avec :

Vaseline boriquée à 10 %.	30 grammes.
Oxyde de zinc.	10 à 20 gr.
Menthol	0,10 à 0,30 cent.

En cas d'érosions multiples, supprimer le menthol qui serait douloureux.

II. Procédé plus long de Dauchez :

Pendant trois jours, bains amidonnés ou gélatineux. Après le bain, lotion au savon de Panama, poudrage à l'amidon. Enveloppement du corps avec de la gaze imprégnée de glycérolé d'amidon.

Quatrième jour, friction à la pommade de Feulard :

Baume du Pérou.	5 grammes.
Naphtol	1 —
Axonge	50 —

Ou :

Naphtol B	4 grammes.
Ether	q. s.
Menthol	0 gr. 25 centigr.
Vaseline	100 grammes.

Ou pommade d'Hébra :

Emplâtre de plomb simple. . }	
Huile de lin. . . . . . . }	ââ 15 grammes.
Baume du Pérou.	0,60 —

Pendant une dizaine de jours, s'il y a intolérance :

Vaseline	40 grammes.
Oxyde de zinc.	4 —
Eau de laitue.	10 —

Lotion chaude pendant les quinze jours suivants avec une cuillerée à café de vinaigre phéniqué à 1 % pour une cuvette d'eau chaude.

Poudrage au talc et à l'amidon.

On a conseillé aussi (A. Ohmann-Dumesnil).

Après un bain, frotter avec :

Hyposulfite de soude. . . . }	
Eau distillée . . . . . . }	ââ 250 grammes.

Laisser sécher sur la peau et mettre ensuite des vêtements propres.

Au coucher, lotion avec :

Acide chlorhydrique dilué (solution officinale)	50 grammes.
Eau distillée	180 —

Pour l'enfant, diluer cette solution d'au moins un tiers et plus.

III. Méthode de Gastou :

1) Le soir bain alcalin (carbonate de potasse, 10 à 20 gr.) ; savonner dans le bain avec :

Savon blanc	17 grammes.
Sulfure de potassium.	80	—
Huile d'olive.	6	—
Huile de thym	0,80	— (Ellis)

2º Après le bain, sécher et frictionner avec :

Huile de camomille camphrée. . .	100 grammes.
Onguent styrax	20	—
Baume du Pérou.	5	—

Faire garder la nuit.

3º Le lendemain, bain savonneux.

4º Appliquer, les jours suivants, la pommade :

Soufre précipité	1 gramme.
Borate de soude.	2	—
Vaseline	} aa 15	—
Lanoline	
Oxyde de zinc.	10	—

Tous les jours, un bain d'amidon.

En cas d'eczéma ou de l'impétigo, frictions au baume du Pérou très dilué à 5 à 10 p. 100 dans l'huile d'olive, et de pomades en faibles proportions du soufre et de carbonate de soude.

Soufre précipité	25 grammes.
Carbonate de soude.	2	—
Glycérolé d'amidon.	25	—
Huile de cade.	5	—

Bains savonneux, d'abord, amidonnés ensuite.

Impétigo.

I. — TRAITEMENT GÉNÉRAL. — Chaque semaine, une ou deux fois un laxatif, soit une cuillerée à café de la poudre laxative :

Soufre sublimé.	} ââ 20 grammes.
Crème de tartre.	
Magnésie	
Essence d'anis	1 —

Chaque matin, une cuillerée à soupe d'huile de foie de morue et de sirop de raifort iodé mélangé ensemble, sirop d'iodure de fer.

Au repas de midi et du soir, une cuillerée à café de sirop d'iodure d'arsenic, Iodalose, etc.

Bains sulfureux, bains salés.

II. — TRAITEMENT LOCAL. — 1° Faire tomber les croûtes ; 2° Faire l'antisepsie.

1° *Pansements humides* avec l'eau bouillie, eau boriquée faible à 2 %, ou avec des solutions astringentes, décoction de feuilles de noyer, de feuilles de myrte, recouvertes de taffetas gommé.

Ou les crèmes, telles que la suivante :

Lanoline	10 grammes.
Axonge	20 —
Eau	30 à 60 gr.

(BALZER).

Acide salycilique en pommade à 1/10 et jusqu'à 1/20, mélangée avec la pâte de zinc au 10e ou au 20e, agit très bien sur l'impétigo.

Eau d'Alibour. (SABOURAUD).

Eau distillée saturée de camphre. .	600 grammes.
Sulfate de zinc.	7 —
Sulfate de cuivre.	2 —

Coupe des deux tiers d'eau au moins, souvent diluée

au cinquième ou même au dixième, en lavages et en attouchements avec un pinceau de coton, suivis de pansements de mousseline imbibée de la solution la plus faible.

Solutions de sublimé en lavages au 1/5000, en attouchements au 1/1000 et en pansements au 1/5000.

Au cuir chevelu. Phtiriase concomitante. Sublimé au millième ; puis pommade à l'oxyde jaune.

Éviter l'acide salycilique chez les jeunes enfants. Enduire la tête de pommade, recouverte d'une compresse d'eau bouillie et coiffée d'une étoffe imperméable de taffetas gommé ou de caoutchouc.

Ou bien le traitement de Feulard :

1º Tous les soirs, la tête de l'enfant sera recouverte de compresses imbibées de la solution suivante :

Eau bouillie.	500 grammes.
Résorcine	5 —

M. — Pour l'usage externe.

Ou de cataplasmes de fécule d'amidon en gelée épaisse et humide, le tout recouvert de taffetas gommé chiffon.

Puis le lendemain, onction avec la pommade.

Vaseline	30 grammes.
Oxyde de zinc.	4 —
Acide borique.	2 —
Acétate de plomb	1 —

(FEULARD).

Ou :

Acide borique	3 grammes.
Glycérolé d'amidon	30 —
Acide salicylique	1 —
Précipité jaune.	1 gr. 50.
Huile de bouleau blanc. . . .	4 grammes.
Vaseline	
Lanoline	ãã 50 grammes.

(MOREL-LAVALLÉE).

M. — Pour l'usage externe.

Dans l'eczéma impétigineux : 1º faire tomber les croûtes, puis traiter l'eczéma par les applications de :
Nitrate d'argent au 50ᵉ, au 20ᵉ et au 10ᵉ. Ensuite, pommade de zinc.

Ou :

```
Oxyde de zinc.  . . . . . .  } ââ  2 grammes.
Précipité blanc .  . . . . . }
Vaseline  . . . . . . .     30    —
```

Au cuir chevelu, après la chute des croûtes : pommade à l'huile de cade, à 2 %, puis graduellement croissante jusqu'à 5 et 10 %. (BALZER).

Dans l'impétigo du *tronc*, bains de sublimé (2 à 5 gr.). Application des pommades dans l'intervalle.

A la face : Cataplasmes détersifs, lotions, douches de vapeur.

La nuit : rondelles d'*emplâtre rouge de Vidal*.

```
Minium  . . . . . . . . .   2 gr. 50.
Cinabre  . . . . . . . . .  1 gramme.
Emplâtre de diachylon. . . . 20    —
```

Le jour : pommade à l'oxyde de zinc.

```
Vaseline . . . . . . . . .  30 grammes.
Oxyde de zinc. . . . . . .  2    —
Acide borique . . . . . . . 2    —
```

Parfois, attouchements légers au crayon de nitrate mitigé.

Impétigo des muqueuses (bouche, lèvres) : Solution de bicarbonate de soude, de borate de soude, de chlorate de potasse.

Gargarismes avec :

```
Acide salicylique . . . . . .  1 gramme.
Rhum q. s. . . . . . . . . .   pour dissoudre.
Eau distillée q. s. . . . . .  pour faire 1 litre.
Jus de citron. . . . . . . .   Nº 1.
```

Contre les complications de blépharite :
Pommade à l'oxyde jaune.

Impétigo nasal :

Pommades de vaseline boriquée ou mentholée faibles (0,10 à 0,15 centigr. par 20 gr.).

Dans les cas persistants avec lésions consécutives, tuméfaction et apparence kéloïdienne des téguments, après la chute des croutes : pommade :

Huile de cade.	2 grammes.
Oxyde jaune	0,10 centigr.
Vaseline	10 grammes.

(VIDAL),

Intertrigo.

1º PROPHYLACTIQUE. — Chez les enfants gras, surveiller les plis de la peau.

Bains simples ou d'empoi d'amidon tièdes de courte durée.

Après le bain, essuyer en tamponnant.

Poudrer avec :

Talc de Venise.	150 grammes.
Oxyde de zinc.	50 —

de préférence aux poudres végétales, amidon, poudre de lycopode.

2º CURATIF. — Lavage à l'eau alcaline, de bicarbonate de soude à 2 % ou carbonate neutre de soude à 3 %.

Onctions avec la pommade :

Huile	
Paraffine . . . . }	ââ 16 grammes.
Vaseline . . . . }	
Sous-nitrate de bismuth. . .	2 —

Ou :

Amidon	5 grammes.
Glycérine	100 —

Préparer à froid, faire bouillir et ajouter :

Acide benzoïque . . . . . }	ââ 2 grammes.
— borique . . . . . . }	

Ou bien :

Huile de lin pure.	25 grammes.
Eau de chaux.	50 —

Agiter ensemble pendant vingt minutes.

Lotions astringentes avec la décoction de feuilles de noyer ou roses de Provins ; au besoin, bain général, préparé avec l'une ou l'autre de ces décoctions, bain de tan ou décoction de chêne.

Après le bain, application sur les surfaces esséchées de pommade :

Vaseline	20 grammes.
Lanoline	10 —
Oxyde de zinc ou salicylate de zinc.	10 —

Tissu caoutchouté laminé.

Le soir, en couchant l'enfant, pommade à garder toute la nuit :

Acide salicylique	0 gr. 25.
Acide borique	3 grammes.
Oxyde blanc de zinc.	3 —
Sous-nitrate de bismuth.	2 —
Vaseline ou glycérolé d'amidon	30 —

Le matin, laver à l'eau tiède et au savon de fluorol, bien sécher et poudrer avec la poudre suivante :

Dermatol	
Oxyde de zinc.	} âââ
Poudre de talc.	

En cas d'irritation vive : cataplasmes de fécule boriqués tièdes. Bain d'amidon ou de son.

Lentigo.

(Taches de rousseur).

1º Préparer dans un mortier une émulsion avec :

Amandes amères	45 grammes.
Glycérine	25 —
Eau de fleurs d'oranger.	250 —

Filtrer et ajouter goutte par goutte :

5 grammes de teinture de benjoin.

Mélanger le tout avec la solution suivante de sublimé.

> Sublimé corrosif . . . .   0 gr. 5

Faire dissoudre dans :

> Eau de fleurs d'oranger. . . . . .   75 grammes.

Ajouter :

> Acide chlorhydrique dilué et pur. .   5 grammes.

Mode d'emploi : Le soir, appliquer, sur le siège des taches de rousseur, une éponge imbibée de cette mixture ; laisser le liquide sécher sur place.

Ou la solution suivante :

> Chlorhydrate d'ammoniaque . . .   4 grammes.
> Acide chlorhydrique médicinal. . .   5   —
> Glycérine   30   —
> Lait virginal   50   —

Matin et soir les taches de rousseur avec un pinceau imbibé de cette solution.

(*Revue internationale de Clin. et de Thérapeutique*).

Pelade.

Traitement général. — 1° Toniques, huile de foie de morue, sirop iodo-tannique, arsenic, iodure de fer, glycérophosphate, lécithine, strychnine, sirop d'hypophosphite de Chureill, quinquina, et antinervins, valériane et autres. Hydrothérapie, eaux minérales, Néris, de Luchon, d'Uriage ou Spa, La Bourboule. Calme intellectuel et moral, séjour à la campagne, à la mer, et exercice.

2° *Traitement local* : 1° faire raser la tête ou couper les cheveux très courts une ou deux fois par semaine ;

dans les cas de pelade très limitée, raser seulement le pourtour des plaques ou pratiquer l'épilation.

1º Chaque jour, savonnage à l'eau chaude ;

2º Lotion au tétrachlorure de carbone purifié ;

3º Friction avec :

Alcool	300 grammes.
Alcoolat de lavande.	30 —
Essence de térébenthine.	60 —
Camphre	60 —
Sublimé	0 gr. 50.

Ou avec :

Alcool camphré.	100 grammes.
Essence de térébenthine	25 —
Ammoniaque	5 —
Essence de cannelle de Chine. . .	10 —
Éther sulfurique	30 —

(BUSQUET).

Ou .

Eau-de-vie camphrée . . .	100 grammes.
Huile de ricin. . . . . . } aa 5 —
Teinture de cantharides . . .	

(JACQUET).

Ou bien onctions avec les pommades suivantes :

Huile de bouleau blanc. . . .	10 grammes.
Soufre . . . . } aa 2 —
Turbith minéral	
Vaseline	90 —
Extrait de jaborandi	1 —
Vaseline	1 —

Ou bien :

Baume du Pérou. . . . . }	
Acide salicylique . . . . . } aa 1 gramme.
Résorcine	
Soufre précipité	10 —
Lanoline . . . . } aa 50 —
Vaseline	

7

4º Après épilation des cheveux massués, badigeonnage avec le crayon suivant :

Chrysarobine	3 gr. 50.
Paraffine	} ââ 2 gr. 50.
Beurre de cacao.	
Soufre précipité	0 gr. 50.
Résorcine	1 gr. 50.

Ou s'il produit trop d'inflammation, avec :

Acide phénique cristallisé. . . .	9 parties.
Alcool à 95º.	1 —

(HALLOPEAU).

Enlever l'excès de l'acide phénique à l'aide d'une
lotion à l'alcool à 95º.
Ou :

Chrysarobine	3,50 grammes.
Paraffine	2,50 —
Beurre de cacao.	2,50 —
Vaseline	1,50 —

En frictions légères appliquées chaque soir.
Ou encore : *Teinture de cantharides*, ou *crayon d'huile
de croton*, à 2 10 %.

Encore : Emplâtres (emplâtre de Vigo ou emplâtre
rouge de Vidal), sinapismes, courants continus, douches sulfureuses chaudes.
Les pommades ou les solutions de résorcine, d'acide.
salicylique, de chrysarobine ont été encore conseillées.
L'huile de croton seule est trop irritante.
Lavages à l'eau de guimauve boriquée en cas de
dermite trop vive.
Nettoyage quotidien avec de l'eau de savon chaude,
avec du savon de goudron, soit avec une décoction
de bois de panama ou tout autre savon antiseptique.
Le vésicatoire liquide Bidet (Vidal) peut s'appliquer
sur chaque plaque une couche de ce liquide mise au
pinceau chaque semaine.

Ou bien frictions quotidiennes ou biquotidiennes avec un des liquides suivants :

1° Ammoniaque liquide . . . .   10 grammes.
    Rhum . . . .   40 —
    Eau de feuilles de noyer. . .   200 —

2° Teinture de cantharides. . . } ââ 100 grammes.
    Teinture de romarin. . . .

3° Teinture de cantharides . . . } ââ 100 grammes.
    Teinture de benjoin. . . . .

4° Alcoolat de Fioraventi. . . } ââ 100 grammes.
    Alcool camphré . . . . .
    Teinture de cantharides. . . } ââ 20 grammes.
    Teinture de romarin. . . .

5° Alcoolat de Fioraventi. . .   125 grammes.
    Teinture de Baumé. . . . . } ââ 10 grammes.
    Liqueur de Fowler. . . . .

6° Teinture d'iode . . . . . } ââ 50 grammes.
    Chloroforme . . . . . .

7° Acide phénique liquide. . .   1,75.
    Huile de ricin.   7
    Essence d'amandes amères. .   X gouttes.
    Alcool à 90°. . . . .   50 grammes.

8° Alcool à 90°. . . . . .   300 grammes.
    Alcoolat de mélisse composé . . 100 —
    Alcoolat de lavande . . .   100 —
    Bichlorure de mercure . . .   0,60 centigr.
    Teinture de cantharides . . .   15 grammes.
    Hydrate de chloral . . . .   5 —
    Huile de ricin . . . . . .   2 —
                   (CHARMEIL).

9° Acide acétique cristallisé. . . } ââ 10 grammes.
    Chloroforme . . . . . .
    Eau distillée . . . . . .   20 —

10° Chloroforme . . . . . .   15 grammes.
    Alcoolat de Fioraventi . . .
    Teinture de cantharides . . . } ââ 5 —
    Teinture d'iode. . . . .
    Acide acétique cristallisé. . .   5 —

    Ether officinal . . . . . .   25 grammes.
    Hydrate de chloral. . . . .   de 1 à 4 gr.
    Acide acétique cristallisable. .   de 0,50 à 2 gr.

L'essence de térébenthine, l'essence de cannelle, l'huile de cade, sont de bons topiques.

M. Butte recommande surtout la méthode suivante :

Après rasage : 1° faire d'abord un nettoyage complet de la tête avec du savon noir ou une décoction de bois de Panama. Procéder en deux fois, frictionner d'abord les plaques d'alopécie et leur voisinage, puis, avec un autre linge, les parties en apparence saines.

2° Faire ensuite une friction assez énergique avec la solution antiseptique suivante :

Sublimé	1 gramme.
Biiodure d'hydrargyre	0 gr. 10.
Teinture de savon.	60 grammes.

Faites dissoudre et ajoutez :

Teinture de benjoin.	5 grammes.

puis

Eau distillée	q. s. p. 500 c.c.

Frictions en deux fois, comme le nettoyage.

3° Pratiquer l'épilation dans une étendue de 1 à 2 centimètres autour des plaques, ou mieux appliquer sur les plaques et leur pourtour plusieurs couches de collodion iodé, suivant sa formule.

Alcool à 95°.	12 grammes.
Iode métallique	0 gr. 75.
Collodion	35 grammes.
Térébenthine de Venise.	1 gr. 50.
Huile de ricin.	2 grammes.

M. — En enlevant la couche collodionnée au bout d'une dizaine de jours, on obtient une véritable épilation.

4° Ces opérations faites, matin et soir, ou une fois seulement en cas d'irritation trop vive sur les plaques d'alopécie et leur pourtour, faire une friction énergique avec de l'*huile de cade pure.*

Ou bien

Huile de cade. . . . . }
Huile d'amandes douces ou lanoline. . } aa q. s.

5° Tous les trois jours, lavage des parties saines avec la solution antiseptique formulée ci-dessous et tous les 8 ou 10 jours couper les cheveux très ras.

Psoriasis.

A. *Traitement local* : Pas d'acide pyrogallique et chrysophanique.

Huile de cade. . . . .   15 grammes.
Glycérine d'amidon   90   —
Extrait fluide de Panama. . . . .   q. s.

(MÉRY).

B. *Traitement général* : Arsenic à haute dose, liqueur de Boudin, cacodylate de soude, l'iodure de potassium à très hautes doses, solution ou sirop, sirop d'iodure de Souffron, etc.

Phtiriase. Dermatoses causées par la présence et le parasitisme des poux.

D'après BESNIER, BROCQ, JACQUET.

Phtiriase de la tête. — Couper chez les garçons les cheveux ras ; chez les filles selon les cas.

Pommades au soufre, au baume du Pérou, au précipité blanc, au naphtol.

Axonge . . . .   30 grammes.
Précipité blanc   2   —
Naphtol B   2   —

Phtiriase du corps :

Désinfecter les vêtements.

Phtiriase du pubis : onguent gris ou :

Axonge	20 parties.
Précipité blanc	2 —
Naphtol B	2 —

Ou bien :

Pétrole	
Baume du Pérou. . . . . . . }	ãã 15 grammes.
Huile de laurier.	

Phtiriase des cils : enlever à la pince les parasites (Jullien). Pommade à l'oxyde jaune :

Vaseline	5 grammes.
Oxyde jaune de mercure finement pulvérisé	5 centigr.

Verrues.

1º Application locales et quotidiennes avec le liquide suivant :

Chloral hydraté	1 gramme.
Acide acétique	1 —
Acide salicylique	4 —
Ether	4 —
Collodion	15 —

(MANTELIN).

2º A l'intérieur ; magnésie.

(FOUSSAGRIVES).

Ou simplement des bains d'eau de mer.

(EVERSCHED, Britisch med. j.).

Zona.

1º TRAITEMENT GÉNÉRAL. — S'il y a mouvement fébrile léger et embarras gastrique : *purgation simple*, huile de ricin, par exemple.

2º TRAITEMENT LOCAL. — Au besoin, *ouvrir les vésicules* à l'aide d'une lancette à grain d'orge ou une fine aiguille.

Laver avec l'*eau boriquée saturée, additionnée d'alcool.*

Etendre sur les parties dénudées, soit la pâte de Brocq :

Acide borique	1 gramme.
Oxyde de zinc. . . . . . . } ââ 2	—
Poudre d'amidon	
Vaseline pure	20 —

Ou bien :

Oxyde de zinc.	2 grammes.
Amidon	1 —
Acide salicylique	0 gr. 50.
Vaseline	30 grammes.

Ou :

Tannin . . . . } ââ 2 grammes.	
Sous-nitrate de bismuth. . .	

Ou :

Oxyde de zinc. . . . . . } ââ 5 grammes.	
Amidon	

Ou (Franch) le tannoforme.

En cas de douleur vive, ce qui est rare chez l'enfant, ajouter un peu de cocaïne, à faible dose.

Sur la pommade, poudrez avec soit du talc seul, soit talc et oxyde de zinc, soit :

Camphre pulvérisé	8 grammes.
Sous-nitrate de bismuth. . .	16 —
Craie préparée	30 —

Ou (Richardière) :

Acide tartrique	25 grammes.
Amidon . . . . } ââ 50 -	
Talc	

Pour le zona ophtalmique, on a recommandé la poudre suivante (Vaucaire) :

Sous-nitrate de bismuth. . . } ââ 4 grammes.	
Amidon fin pulvérisé. . . .	
Iodol, iodoforme	
ou aristol	0,50 centigr.

XII. — AFFECTIONS DES YEUX

PAUPIÈRES

Blépharite simple.

D'après M. Chevallereau.

I. — Traitement causal. — 1º Assurer la perméabilité des voies lacrymales.

2º Corriger, par des lunettes, les troubles de réfraction.

3º Faire le traitement interne *général*.

Lymphatiques : *Huile de foie de morue, iode et iodures, Iodalose, préparations iodées diverses.*

Herpétiques : *Arsenic.*

II. — Traitement local. — Compresses chaudes, avec :

Bichlorure de mercure	0,10 à 0,20.
Eau distillée	1 litre.

Faire chauffer et en imbiber un gâteau d'ouate.

Appliquer 1/2 heure matin et soir.

Taffetas gommé par dessus.

Le soir, enduire le bord libre des paupières, avec gros comme un pois de :

Précipité blanc	0.10
Vaseline pure	1 gramme.
Lanoline	4 —

Ou :

Oxyde rouge de mercure.	0.05
Vaseline pure	1 gramme.
Lanoline	4 —

En cas d'ulcération, toucher avec :

Nitrate d'argent . . . . 1 gramme.
Eau distillée . . . . 10 —

Neutraliser avec un peu d'eau salée.

Blépharite ciliaire.

D'après M. le Dr E. PAINBLAN (de Lille) (1).

A. TRAITEMENT LOCAL. — *Au début*, astringents.
Lotions avec :

Extrait de Saturne. . . . . . . 10 grammes.
V à VI gouttes dans un verre d'eau tiède.

Soit :

Sulfate de zinc. . . . . 0,50 centigr.
Eau bouillie . . . . 50 grammes.

pour compresses fréquemment renouvelées.
Lotions chaudes à l'eau boriquée à 30 % ou pommade:

Vaseline . . . . 10 grammes.
Cocaïne . . . . 0,03 centigr.
Oxyde de zinc. . . . . 0,20 centigr.

matin et soir sur le bord des paupières, après nettoyage sérieux des bords libres.

A l'apparition des croûtes, matin et soir, petits
cataplasmes de fécule de pommes de terre suivis de
lavages pratiqués très régulièrement plusieurs fois
par jour, avec la solution d'acide borique. Epilation
des cils. Puis, application sur le bord des paupières, de
la pommade suivante :

Calomel . . . . 0,20 centigr.
Vaseline . . . . 10 grammes.

(1) *Echo médical* de Lille, 23 Mars 1903.

7*

Ou bien :

Oxyde de zinc	1 gramme.
Résorcine	0,10 centigr.
Amidon	1 gramme.
Vaseline	10 —

Contre les causes occasionnelles. — Hygiène sévère de la vue. Contre la lumière et les poussières : verres fumés forme coquille. Renoncer, au moins quelque temps, au travail prolongé de près, surtout à la lumière artificielle. Eviter la fumée, les poussières, les vapeurs irritantes, etc.

Ou :

Oxyde de zinc.		
Protargol	} āā	1 gramme.
Amidon		
Vaseline	10 —	

Plus tard, surtout dans la blépharite hypertrophique :

Précipité jaune	0,10 centigr.
Vaseline	10 grammes.

Au cas d'ulcérations, solutions astringentes, sulfate de zinc ou extrait de Saturne à 1 %.

Cautérisation avec : nitrate d'argent à 1/50.

Ou avec teinture d'iode.

Pour les ulcérations fongueuses, toucher au galvano-cautère.

B. TRAITEMENT GÉNÉRAL. — Contre les causes générales, lymphatisme, strume, anémie, scrofulo-tuberculose :

Phosphate de chaux, ovo-lécithine, sirop antiscorbutique, huile de foie de morue, sirop d'hypophosphite de Churchill, etc.

Hygiène (grand air, repos, suralimentation, etc.).

Pas de bains de mer, pas de séjour sur les plages :
cure hydro-minérale : Salins, Salies-de-Béarn.

Alcalins : La Bourboule et Le Mont-Dore.

Préparations iodées.

Arsenicales.

Contre les formes torpides, l'usage local et général
des eaux sulfureuses faibles : Aix, Cauterets, Luchon.

Contre les causes locales, rétablir les voies lacrymales,
injections antiseptiques ; traiter la conjonctivite.

Corriger les vices de réfraction ; verres appropriés.

Contre la blépharite parasitaire, épiler le tricophy-
tique ou favique, sublimé, onguent napolitain, avec
ménagement.

CONJONCTIVE

Conjonctivite catarrhale.

D'après M. CHEVALLEREAU.

1° TRAITEMENT LOCAL. — *A) Conjonctivite catarrhale légère* :

Lavage à l'eau boriquée tiède à 3 %, 4 à 5 fois par
jour.

Instillation 2 à 3 fois par jour de 3 à 4 gouttes de :

Chlorhydrate de cocaïne.	0,20 centigr.
Eau distillée	7 grammes.
Solution d'adrénaline à 1/1000. . .	3 —

Plus rarement et en cas de prolongation :

Sulfate de cuivre.	0,05 centigr.
Eau distillée	200 cc.

Ou :

Sulfate de zinc.	0,05 centigr.
Eau distillée	200 cc.

B) Conjontive catarrhale de moyenne intensité :

Nitrate d'argent	0,30 centigr.
Eau	30 grammes.

Badigeonner, ne pas neutraliser.

Compresses boriquées froides pendant 1/2 heure.

Cas plus tenace : lavages.

Permanganate de potasse.	1 gramme.
Eau	3 à 4 litres.

C) Intense, simulant la purulente.

Nitrate d'argent	2 à 3 gr., puis 1 gr.
Eau distillée	100 grammes.

Badigeonner et neutraliser.

2º TRAITEMENT INTERNE. — A ce traitement local indiqué par Chevallereau, on ajoutera le traitement interne qui comprendra : 1º celui de la diathèse arthritique, lymphatique, etc., qui pourra être prophylactique dans une certaine mesure ; 2º le traitement adjuvant du traitement local, dérivatif sous forme de purgatif, de bains de pieds sinapisés.

Conjonctivite granuleuse.

TRAITEMENT GÉNÉRAL. — Huile de foie de morue iodée, un grand verre à Bordeaux matin et soir, glycérophosphate de chaux, etc.

LOCALEMENT : *lotions chaudes* et abondantes, quatre ou six fois par jour, à la solution au millième d'extrait thébaïque. Cautérisation au nitrate d'argent au vingt-tième tous les matins, avec neutralisation après chaque lotion, la pommade :

Acide borique porphyrisé. . . .	0,50
Iodoforme aseptique	0,10
Résorcine	0,05
Oxyde de zinc.	0,10
Bichlorure d'Hg (solution au centième)	II gouttes.
Lanoline	} āā 5 grammes.
Vaseline neutre	

sur les cils et les paupières.

Pansement humide Pasteur. Changer toutes les deux heures.

Mais le plus souvent, on doit recourir à l'*opération*.

1er Temps : *agrandir* la fente palpébrale ;

2º *Renverser les paupières* ;

3º *Sécher* et ablation de granulations ;

4º *Grattage* à la curelle de Wolkmann ;

5º *Ecouvillonnage* énergique de tout le champ opératoire ;

6º *Lavage abondant* avec :

Chlorure de zinc.	1 gramme.
Eau distillée bouillie.	999 —

à l'aide de tampons d'ouate hydrophile stérilisée au bout d'une pince ;

7º Après l'écouvillonnage fini, laver abondamment avec la solution chaude :

Acide borique	10 grammes.
P. de biborate de soude.	5 —
Chlorhydrate n. de cocaïne. . . .	0,50 centigr.
Eau distillée aseptique	500 grammes.

s'il reste des granulies ou des indurations.

Injecter, avec la seringue de Pravaz, une ou deux gouttes de :

Chlorure de zinc.	1 gramme.
Eau distillée	40 —

(LANNELONGUE).

En cas de pannus, électro-cautère, pointes de feu autour de la cornée.

8º Pansement humide et antiseptique après avoir oint les paupières et l'œil avec la pommade précédente. Changer le pansement toutes les quatre heures pendant les premiers jours. Laver les culs-de-sac conjonctivaux à la solution boriquée avec la seringue d'Anel.

Conjonctivite purulente des nouveau-nés

Massages sous-palpébraux avec :

Mercure purifié	27	grammes.
Pommade mercurielle double. . .	6	—
Lanoline anhydre	45	—
Huile (vaseline ou amande douce). .	22	—

(VACHER, d'Orléans).

(*Clinique ophtalmologique*, 10 février 1904).

Toutes les douze heures.

En même temps : compresses glacées au cyanure de mercure à 1/2000 en permanence jour et nuit.

Kératite phlycténulaire chez l'enfant.

1. — TRAITEMENT LOCAL. — Localement, combattre l'élément douloureux :

Applications chaudes et humides fréquemment répétées et de longue durée (15 minutes au moins).

Solutions antiseptiques faibles et dépourvues de toute action irritante.

Solution à l'acide borique à 2 %. Ou mieux :

Borate de soude. . . . . . . à 1 %

Ou :

Chlorure de sodium. . . . . à 2 %

Ou :

Résorcine . . . . à 1 %

Ou :

Eau oxygénée . . . . à 1 volume.

Ou :

Acide borique	100	grammes.
Chlorhydrate n. de cocaïne. . . .	0,50	
Eau distillée	500	grammes.

Le plus souvent, *infusion de pavot*, à un titre faible, ou :

Extrait thébaïque . . . .   0,05 centigr.
Eau distillée . . . . 1000 grammes.

Vaporisations, fumigations (appareil Lorenzo), bain d'œil, douches ou applications directes de compresses faites avec des tampons de coton hydrophile imbibés des solutions précédentes et recouvertes de taffetas gommé *loco dolenti*. Cataplasmes chauds de fécule de pomme de terre ou de riz, toujours recouverts de taffetas gommé.

La chaleur humide et chaude possède trois propriétés thérapeutiques manifestes : elle est analgésiante, provoque la diapédèse des leucocytes et accélère la nutrition de l'organe ; enfin, elle est très microbicide.

Atropine (au centième) pour combattre la crampe réflexe du muscle ciliaire ou asthénopie accomodative, et prévenir les complications iridiennes et cyclitiques.

Pour calmer les douleurs, *cocaïne seule à rejeter*, atropine ; formuler.

Sulfate neutre d'atropine. . . . .   0,03.
Chlorhydrate neutre de cocaïne . . .   0,10.
Eau distillée . . . .   10 grammes.

Deux gouttes, matin : ou quelquefois, mais 4 ou 5 jours de file, matin et soir.

Application directe dans le cul-de-sac conjonctival de gros comme un grain de mil, *de poudre de dionine*.

Enfin, pansement antiseptique humide, recouvert de taffetas gommé, changé toutes les 4 heures, et se servir de la pommade :

Acide borique *porphyrisé*. . . .   0,50.
Iodoforme aseptique . . . . .   0,10.
Vaseline *neutre* . . . .   10 grammes.

S'il y a trop de démangeaison, y joindre un peu d'oxyde de zinc.

2º Antisepsie. — Antiseptiques non irritants. soit en collyre, soit en pommade.

Par exemple, la pommade :

    Acide borique . . . .   1 gramme.
    Vaseline neutre   10   —

Noyer les paupières sous la pommade, puis appliquer en permanence le pansement humide et chaud, le tout recouvert de taffetas gommé.

Résorcine et *Ichtyol* à (1 %).

Oxyde et chlorure de mercure en pommade d'un titre très faible (1 à 2 %).

Si on prescrit la pommade au calomel, ne pas ordonner à l'intérieur de solution iodée.

On peut conseiller :

    Bleu de méthylène. . . . . .   2 ou 3 milligr.
    Eau distillée . . . .   10 grammes.

Avec un compte-gouttes, en noyer les culs-de-sac.

Pas de *poudre de calomel en insufflation.*

Une fois par jour, instiller le collyre suivant :

    Acide picrique . . . .   1 milligr.
    Eau distillée . . . .   10 grammes.

Contre les complications :

Impétigo.

    Oxyde de zinc. . . . . .   1 gramme.
    Acide borique . . . .   0,50 centigr.
    Vaseline . . . .
    Lanoline . . . . } ââ   10 grammes.

Contre la perforation cornéenne, avec issue de l'iris :
Continuer lotions chaudes et pommades antiseptiques ;
ajouter le collyre suivant :

    Nitrate de pilocarpine. . . . .   0,05 centigr.
    Eau distillée . . . .   10 grammes.
        3 à 4 gouttes, trois fois en 24 heures.

Quelquefois urgence de faire la résection ignée à l'électro-cautère de la saillie irienne. Cataracte antérieure ou fonte totale de l'œil possible.

Surveiller les voies lacrymales : lavage à la seringue d'Anel 2 fois par semaine au moins.

II. TRAITEMENT GÉNÉRAL. — Alimentation : lait, œufs, corps gras et conserves de sardines et de thon.

Tous les jours, douche froide ou écossaise, friction générale sèche ou humide avec :

Eau de Cologne . . . . . . }
Essence de térébenthine. . . } aa

Bains salés. Eaux thermales chlorurées, Salies-de-Béarn, Salins, Aix-les-Bains, en Savoie, Uriage, Allevard, etc., La Bourboule.

Agents médicamenteux, iode, huile de foie de morue, trois ou quatre cuillerées par 24 heures, suivant l'âge du malade et sa tolérance gastrique.

Ou avec Panas.

Iodoforme. . . . . 2 à 4 centigr.
Poudre de café torréfié. . . . . 40 centigr.
De 1 à 2 par jour.

Lipiodol, iodipalme et iodopin (solution d'iode, variant de 10 à 40 % dans l'huile de sésame), en injections sous-cutanées ou intra-musculaires.

Préparations ferriguneuses, arsenicales ou phosphatées, glycéro-phosphates, ovo-lécithine, antiscorbutiques et amers (quinquina, gentiane, quassia, noix vomique, etc.).

INDICATIONS DES EAUX MINÉRALES

CHEZ LES ENFANTS

ALLEVARD

D'après M. le Dr A. NIEPCE.

Situation. — Altitude. — Climat. — Allevard, chef-lieu de canton de 3.000 âmes du département de l'Isère, à 40 kilomètres de Grenoble, sur les confins du département de la Savoie, à 465 mètres d'altitude. Station du chemin de fer P.-L.-M., ligne de Chambéry à Valence, tramway à vapeur de 15 kilomètres (Pont-charra-Allevard).

Climat tempéré, Casino, Théâtre, Excursions.

Source. — Débit : 130.000 litres par jour.

Propriétés physiques. — Composition. — Odeur d'œufs pourris, due à l'acide sulfhydrique, saveur piquante, due à l'acide carbonique ; acide à la sortie du robinet, alcaline avec dégagement de ses gaz acide, carbonique et sulfhydrique.

Acide sulfhydrique libre de 24 cc. 7 par litre. Acide carbonique 97 cc., azote, 41 cc., chlorure de sodium, des sulfates de magnésium, calcium, sodium, silice, trace d'arsenic. Eau sulfhydriquée, chlorurée, sodique, gazeuse, froide. Température 26º.

Modes d'emploi. — Boisson. Traitement externe : inhalation, douches générales, pulvérisations, douches de gorge et de nez, bains, bains de pieds, bains de vapeur, gargarismes et reniflements.

Mode d'action. — Augmentation de l'appétit, diminution de l'acidité gastrique, constipation légère, faible diurèse ; augmentation du coefficient d'oxydation organique. Diminution de la toux et de l'expectoration. Excitation au début ; sédation ensuite.

Indications. — Affection des voies respiratoires, susceptibilité bronchique, à répétition, catarrhe bronchique, emphysème pulmonaire, asthme, pleurésie mal résolue, pneumonie, tuberculose pulmonaire apyrétique ou presque apyrétique.

Rhinites, pharyngites chroniques, asthme des foins, hypertrophie des amygdales, végétations adénoïdes, laryngite chronique, troubles fonctionnels du larynx, adénopathie trachéo-bronchique, suite de rougeole et de coqueluche.

Nervosisme, irritabilité aux autres eaux sulfureuses.

Contre-indications absolues. — Affections aiguës ou fébriles, périodes aiguës des maladies chroniques surtout respiratoires ; tuberculose avancée, maladies du cœur à la période d'asystolie, affections des centres nerveux.

Fièvre des tuberculeux par poussée congestive récente ou résorption toxique, affection du foie, de l'estomac, des reins, néphrites, etc.

CHATEL-GUYON

D'après M. le Dr G. Pessez,

Médecin consultant à Châtel-Guyon, membre de la Société d'Hydrologie médicale de Paris.

Situation. — Chatel-Guyon (Puy-de-Dôme) à 400 mètres d'altitude, offre les avantages du climat de montagne, sans les inconvénients : absence de vent d'ouest, air sec et très pur, température douce et constante.

Sources. — Pas moins de vingt-six sources qui débitent plus de deux millions de litres d'eau par vingt-quatre heures. Cinq sources principales alimentent des buvettes, sources Yvonne, Deval, Gubler, Germaine et Marguerite (surtout fréquentées par les enfants).

Les eaux de Châtel-Guyon sont chaudes, température entre + 24° et + 38° ; densité à 15° centigrades, de 1003 ou 1004, suivant les sources.

Eaux limpides, incolores, sans odeur, saveur légè-rement acide, styptique et salée, mais nullement désagréable.

Composition chimique. — Chlorure de sodium : 1 gr. 633 par litre ; chlorure de magnésium : 1 gr. 563 ; bicarbonate de calcium : 2 gr. 176 ; bicarbonate de sodium : 0 gr. 955 ; bicarbonate de potassium : 0 gr. 253 ; bicarbonate de lithium : 0 gr. 19 ; bicarbonate de fer : 0 gr. 068 ; acide carbonique libre : 1 gr. 112 par litre.

Les eaux de Châtel-Guyon sont donc des eaux *chaudes, gazeuses, chlorurées sodiques et magnésiennes, bicarbonatées mixtes, silicatées, lithinées et fortement ferrugineuses.*

Caractère propre. — Chlorure de magnésium.

Mode d'emploi. — 1° En boisson ; 2° bains d'eau minérale *courante*, à 32 degrés et à 28 degrés centigrades ; 3° grands lavages de l'intestin.

Mode d'action. — *En boisson,* activité plus grande de la circulation générale, hématose plus parfaite, excitation et tonification du système nerveux et augmentation des contractions vésicales. Production plus active du suc gastrique par le *chlorure de magné-sium*, action *motrice* sur le tube digestif et particulièrement sur l'intestin, canaux biliaires, action éliminatrice sur le bol fécal, action sécrétoire sur la bile et le suc intestinal. Par les bains, tonification du système nerveux, décongestion des organes profonds, excitation de la circulation périphérique, et régularisation des fonctions de la peau.

Sur *la nutrition* : activité plus considérable de la sécrétion des reins, des échanges azotés, et des oxydations ; assimilation plus grande des chlorures, de la chaux et de la magnésie ; action d'épargne sur tous les tissus riches en phosphore ; enfin élimination rapide de l'acide urique préformé et diminution considérable dans sa formation.

Les eaux de Châtel-Guyon sont donc des eaux *puissamment désintoxiquantes et dépuratives, reconstituantes et toniques, essentiellement modificatrices et régénératrices* totius substantiæ. Elles sont enfin désincrustantes et dissolvantes de l'acide urique grâce à leurs silicates.

Indications. — *Arthritisme des jeunes sujets* (oxycrasie). — Dès 2 à 3 ans, il faut entreprendre la *thérapeutique de reminéralisation*.

1º Maladie par déviation ou ralentissement de la nutrition, *Rachitisme, Obésité, Glycosurie, Albuminurie secondaire, Phosphaturie, Rhumatisme, Asthme, Migraine et Névralgie*.

2º *Auto-intoxications chroniques par coustipation* chez l'enfant ; troubles nerveux consécutifs aux maladies aiguës fébrides, *convalescences longues* et traînantes, *anémie, chlorose, lymphatisme*.

3º *Constipation, dyspepsie, entérite. muco-membraneuse, dilatation de l'estomac, entérite chronique, li-*

thiase intestinale, pérityphlite, typhlite, appendicite chronique, colique appendiculaire, congestion du foie et acholie, convalescence des entérocolites aiguës (choléra sec du Dr Hutinel), *fièvre arthritique, crises abdominales douloureuses de l'enfance* (Rousseau-Saint-Philippe, de Bordeaux).

Contre-indications : Etats fébriles aigus. Affections tuberculeuses. Affections du cœur et des gros vaisseaux. Néphrites parenchymateuses et débilitations nerveuses profondes.

Châtel-Guyon en bouteilles. — Aux effets de *contractilité* sur le fibre musculaire *lisse* et de *stimulation* à l'égard de la nutrition générale, l'eau de Châtel-Guyon en bouteilles — Source Gubler — jouit des propriétés particulièrement *laxatives*.

La station Châtel-Guyon (P.-de-D.), 1800 habitants, à 5 kilomètres de Riom, à 15 kilomètres de Clermont-Ferrant. Gare d'arrivée : Riom, P.-L.-M. Altitude : 400 mètres.

6 grands Hôtels et 20 Hôtels secondaires de 6 à 15 fr. 400 villas, nombreux appartements ou chambres isolées.

Casino, Théâtre, Concerts dans le Parc. Excursions variées et curiosités historiques.

CONTREXÉVILLE

D'après M. le Dr Aug. Boursier,

Ancien interne des Hôpitaux de Paris,
Médecin consultant à Contrexéville.

Situation. — Contrexéville, station hydrominérale du département des Vosges, a plusieurs sources. *Source du Pavillon*, la principale.

Composition. — Eau minérale froide (11°5), réaction très faiblement alcaline, minéralisation de 2 gr. 4. *Sulfatée et bicarbonatée calcique*, et *magnésienne, ferrugineuse, lithinée et silicatée.*

Mode d'emploi. — *Boisson.*

Mode d'action. — Action *diurétique* par augmentation de la tension artérielle et suractivité de toutes les glandes, et en particulier des reins et du foie. Lavage général du sang et des tissus.

Action *chologogue*, selles bilieuses.

Action *laxative, purgative*.

Action *stimulante* sur la nutrition, augmentation de l'urée excrétée, diminution de l'acide urique, accroissement du coefficient d'oxydation et du rapport de l'urée aux éléments solides.

Action *tonique*.

La cure de Contrexéville chez les enfants est *préventive* ou *prophylactique*, ou bien *curative*.

Préventive. Enfants d'origine arthritique, à parents atteints de goutte, gravelle, migraine, diabète, obésité, à éruptions fugaces, récidivantes ou persistantes (eczéma, acné, urticaire), agités, nerveux, à convulsions, spasme de la glotte : à fièvre sans cause connue, à troubles digestifs, à alternative de constipation ou diarrhée, entérite glaireuse, ou à maux de gorge, à rhumes, à bronchites, à épistaxis, à accès d'asthme, de la migraine, à urines peu abondantes, irritantes, à mictions douloureuses fréquentes, avec un dépôt rougeâtre.

Gravelle urique colique ; néphritique, gravelle phosphatique, cystite, pyélite. Lithiase vésicale.

Albuminuries de la scarlatine, des maladies infectieuses, à faible quantité d'albumine, sans cylindres, sans polyurie.

Albuminurie d'origine *goutteuse*.

Albuminurie *cyclique, transitoire*, d'origine arthritique.

Lithiase biliaire.

Lithiase intestinale.

Incontinence d'urine due à la nature des urines.

ENGHIEN-LES-BAINS

D'après le Docteur HÉLARY

Sources. — Eaux *sulfhydriquées, sulfurées calciques froides*, limpides, incolores, de saveur fraîche, d'odeur d'hydrogène sulfuré; température, de 10 à 14° C. Sources : Deyeux, du Roy, de Puisaye, du Lac, Coquil, etc... Débit total de 147 litres à la minute, soit, pour les 24 heures, 211.680 litres.

Composition. — Acide sulfhydrique, acide carbonique, carbonate de chaux et sulfure de calcium.

Mode d'emploi. — Boisson, gargarisme, pulvérisation, inhalations, bains.

Mode d'action. — Première période, dite d'excitation, fonctionnement plus vif des divers organes de l'économie. Elévation de la température, rapidité plus grande des battements du pouls et du cœur, céphalalgie, fièvre, anorexie. 2° Seconde période, dite de sédation, où les premiers phénomènes d'érétisme se calment, diurèse marquée et élimination de sédiments uratiques ; sensation de bien-être, avec facilité plus grande de la respiration et retour à une régularité plus parfaite dans les mouvements de la circulation cardiaque.

Poussée thermale moins tranchée chez l'enfant. Facilité avec laquelle enfants, même en bas-âge, supportent le traitement sulfureux.

Propriétés reconstituantes, sédatives et anti-microbiennes.

Indications. — *Maladies des voies respiratoires.* — Inflammations chroniques de la muqueuse pharyngée, chez les lymphatiques strumeux, ou à la suite d'états infectieux (rougeole, scarlatine, grippe).

Angine granuleuse ; amygdalite lacunaire ; hypertrophie des amygdales palatines ; catarrhe chronique de l'amygdale pharyngée ; hypertrophie de l'amygdale pharyngée ou végétations adénoïdes, catarrhe naso-pharyngien ; laryngites chroniques non spécifiques ; tuberculose pulmonaire, prétuberculose (1er degré), bronchites suspectes.

Coqueluche, adénopathie trachéo-bronchique, asthme infantile, laryngite striduleuse.

Maladies des organes des sens : nez, oreilles : coryzas chroniques, rhinites hypertrophiques, atrophique ou ozène. Sinusites, otites.

Maladies générales. — Scrofule. Anémie. Chlorose. Rhumatisme, trouveront leur sérieuse indication, surtout chez les enfants à tempérament lymphatique.

Dermatoses. — Affections torpides, chez de jeunes sujets scrofuleux ou anémiés ; eczéma chronique (enfants de souche arthritique), psoriasis, prurigo, lichen, ichthyose, acné, furonculose et urticaire.

Contre-indications. — Enfants à tempérament sanguin, nerveux, surexcitable, lésions pulmonaires graves (hémoptysies) lésion organique du cœur (endocardite, maladie bleue, etc.)

EVIAN

D'après le Dr Paul BERGOUIGNAN,
Ancien interne des hôpitaux de Paris.

Situation. — Dans la Haute-Savoie, au milieu de la rive méridionale du Lac Léman, à 375 mètres d'altitude.

Composition. — Température 12°, eaux fraîches, limpides, sans odeur, très aérées, par litre, 0,51 centigrammes d'éléments dissous avec prédominance d'acide carbonique (0,29), magnésie (0,03) et chaux (0,11). Minéralisation très faible.

Mode d'emploi. — Boissons en quantité abondante.

Mode d'action. — Accroissement de la diurèse liquide et augmentation de la diurèse solide avec régularisation des rapports viciés.

Indications. — *Toxémie* liée à l'uricémie, *la cholémie, le diabète ; lithiase hépatique et urinaire ; affections urinaires chroniques* (pyélites, cystites, etc.). *Albuminuries, albuminuries cycliques et résiduales.*
Climat d'Evian, station d'été par excellence.
Neuro-arthritisme : (Descendants de goutteux) présentant de l'impétigo, de l'eczéma, des coryzas et des bronchites répétées ; des angines, prédisposition marquée à l'urticaire (1re enfance), névralgies, migraines fréquentes, des épistaxis, des palpitations (2e enfance, adolescence).
Atonie et troubles nervo-moteurs du *tube digestif.* Dilatation gastrique par atonie, dyspepsies neurasthéniques des adolescents, gastralgies et constipation chronique. *Diathèse* biliaire (Gilbert et Lereboullet). *Glycosuries* passagères liées à un état gastro-intestinal avec paresse du foie.
Nervosisme : *Anémies* consécutives à une mauvaise hygiène ou surmenage, simples ou compliquées de nervosisme, chlorose des jeunes filles nouvellement réglées avec métrorragie sont très améliorées dans la station.
Sont traitées avec avantage par l'eau d'Evian l'*éréthisme cardio-vasculaire* et *l'obésité.*

LA BOURBOULE

D'après le Dʳ Pierre Maurel

Situation. — La Bourboule, située à 852 mètres d'altitude, correspond au climat de montagne, d'altitude moyenne.

Sources. — La Bourboule possède plusieurs sources d'eaux chaudes et froides. Les sources Choussy et Perrière sont l'eau de la Bourboule proprement dite.

Plus les sources Fenestre, et la source Croizat, récemment découverte.

Propriétés, composition. — *C'est une eau arsenicale chlorurée bicarbonatée.*

Sa température est de 56° à l'émergence. Sa densité, 1005.

Elle est limpide, inodore, d'une saveur un peu salée, prise sans répugnance même par les enfants.

Ce qui ressort de son analyse, c'est la teneur en arsenic : 0 gr. 007 *milligrammes d'arsenic métallique par litre correspondant à 0 gr. 028 milligrammes d'arséniate de soude.* Un litre d'eau de la Bourboule équivaut à XXI gouttes de la liqueur de Fowler. Dans un tableau des Eaux arsenicales, la Bourboule serait en tête. Elle contient aussi 2 gr. 89 de bicarbonate de soude et 2 gr. 84 de chlorure de sodium.

L'eau de Fenestre est arsenicale, chlorurée, bicarbonatée faible.

La source Croizat, a 9 gr. 84 de minéralisation totale, dont 5 gr. 63 de chlorure (deux fois plus que l'eau Choussy-Perrière) et sa teneur en arsenic à peu près équivalente à celle de cette même source.

Mode d'emploi. — Traitement interne et traitement externe ; le traitement mixte (boisson et pratiques externes : bains, hydrothérapie chaude et froide, inhalations, pulvérisations, bains prolongés, etc.) est la formule la plus employée et traditionnelle du traitement bourbouléen.

Mode d'action. — L'eau de *La Bourboule agit à l'intérieur surtout comme eau arsenicale, mais le chlorure de sodium joue un rôle important* dans l'action externe. *Le traitement interne* serait *modérateur de la nutrition,* tandis que le bain, *le traitement externe,* serait *accélérateur de la nutrition.* Dans l'application thérapeutique, d'après l'examen du taux de la nutrition, d'après l'état clinique, on fera prédominer le traitement interne ou l'externe, varier les doses, pour posologuer en quelque sorte la médication hydrominérale comme un médicament à action variable suivant les doses et le mode d'emploi. Chez l'enfant, en particulier, on devra tenir grand compte de ces données cliniques pour la direction de la cure thermale.

L'action générale de la *cure Bourboulienne* est *reconstituante-tonique-excitante.*

INDICATIONS THÉRAPEUTIQUES

Indications premières.

1° LYMPHATISME, SCROFULO-TUBERCULOSE, TUBERCULOSES LOCALES.

2° TUBERCULOSE PULMONAIRE (*prétuberculose, tuberculose du 1er degré*).

3° MALADIES DE LA PEAU (*acné, affections scrofuleuses, prurigineuses, squameuses, dystrophies cutanées, psoriasis, ichthyose, eczémas, furonculose, impétigo, urticaire*).

Indications secondes.

1° MALADIES DES VOIES RESPIRATOIRES (*asthme, maladies du naso-pharyngo-larynx*).

2º ANÉMIES, CHLOROSE.
3º PALUDISME.
4º DIABÈTE.
5º CHORÉE.
6º RACHITISME.

Dès l'âge de 3 ans, les enfants peuvent être envoyés à La Bourboule.

Pour les renseignements divers, se rapporter aux annonces.

LE MONT-DORE

Situation — Altitude — Climat. — Disposée pour la *cure de Montagne* et la *cure Hydro-minérale associées*, la Station du Mont-Dore (Puy-de-Dôme) présente, au principal foyer d'éruption du Massif volcanique d'Auvergne, une altitude de 1.050 mètres et se trouve située au pied du Pic du Sancy (1886 m.), source de la Dordogne.

Les sources. — *Les Sources thermales du Mont-Dore* sont *bicarbonatées, ferrugineuses, arsenicales et très fortement siliceuses*, et émergent à une température de 38º à 47º au griffon.

Parmi les douze Sources thermales du Mont-Dore, les principales sont : *César, Saint-Jean* ou *Pavillon, des Chanteurs, Madeleine, Ramond, etc.*

Source Félix. — *La Source thermale Félix*, à 3 kilomètres du Mont-Dore, se caractérise par sa richesse, plus grande en chlorure de sodium, et surtout en lithine, et s'emploie pour l'expulsion des petits calculs uratiques.

LA CURE THERMALE

Indications générales. — La médication montdorienne *reconstituante, décongestionnante* et *sédative,*
convient aux *rhumatisants* et *goutteux,* aux tempéra-
ments *arthritiques,* ainsi qu'à certains *complexus
herpétiques* ou *diabétiques* d'allure excitable, à *forme
congestive* et *spasmodique* affectant spécialement
l'appareil respiratoire.

Indications spéciales. — *Maladies du nez et de la
gorge ; fluxions nasales vaso-motrices,* à répétition,
causes occasionnelles fréquentes de l'asthme ; *rhume
des foins,* si spécial aux arthritiques ; *catarrhe rhino-
pharyngien ;* poussées de *pharyngite simple* ou *vési-
culeuse ; angines chroniques* et *hypertrophie amyg-
dalienne ; surmenage laryngé ; fragilité de l'appareil
vocal, laryngite aiguë,* à *répétition* ou *chronique;* divers
cas d'*aphonie nerveuse,* de *toux spasmodique* et de
vertige laryngé, laryngite tuberculeuse, cas de *trachéo-
bronchites* à répétition ; *bronchites récidivantes ; bronchites chroniques simples* avec ou sans emphysème ;
foyers broncho-pneumoniques, pneumonies, etc. L'*Emphysème* est presque toujours enrayé à la suite du
traitement montdorien. .

Quant à l'*Asthme* nerveux, sec ou humide, quelle
que soit son origine, il est presque toujours enrayé
ou guéri définitivement par le traitement du Mont-
Dore, dont il constitue une des iudications les plus
nettes et les plus certaines.

Chez les enfants principalement, la cure montdorienne réussit, d'une façon merveilleuse, dans le cas
de *tuméfaction des ganglions bronchiques,* consécutive
aux infections rubéoliques, coquelucheuses ou grippales
Dans les *manifestations broncho-pulmonaires* ou

pleuro-pulmonaires chez les sujets qui paraissent disposés à la tuberculose par leur tare héréditaire ou par leurs antécédents personnels, la cure hydrominérale et la cure d'altitude au Mont-Dore donnent souvent des résultats satisfaisants et durables.

Indépendamment de la fréquente coexistence du *rhumatisme articulaire* et de ses manifestations sur les voies respiratoires (qui indique à double titre l'emploi de la médication montdorienne), les *manifestations musculaires, viscérales* et *articulaires* du **rhumatisme**, et notamment certains cas de *rhumatisme goutteux torpide*, comptent parmi les meilleures indications de la cure montdorienne, lorsqu'elle est entreprise avant la réalisation d'une impotence fonctionnelle trop prononcée.

Contre-indications. — Tuberculose pulmonaire avec fièvre d'infiltration ou fièvre de résorption, lésions caverneuses trop étendues, avec hémoptysies imputables à des cavernes. à vaisseaux anévrismatiques, avec déchéance organique trop prononcée, avec altérations laryngiennes trop accusées, avec localisations sur d'autres viscères.

Affections de l'appareil respiratoire imputables soit à l'existence d'une tumeur, soit aux conséquences d'un artériosclérose trop avancé ou d'une cardiopathie qui n'est pas suffisamment susceptible de compensation.

Affections aiguës ou chroniques du foie. ou du rein et maladies graves du système nerveux.

INFLUENCE DE L'ALTITUDE, DURANT LA CURE MONTDORIENNE

En raison de la situation topographique du Mont-Dore, la cure hydrominérale s'y trouve associée à la cure de montagne. Aussi est-ce à juste titre que l'on a pu définir la cure montdorienne, une *cure thermale hydrominérale d'altitude.*

On comprend les bienfaits rapides du climat de montagne et les avantages considérables qu'offre aux Baigneurs asthmatiques, bronchitiques, emphysémateux, l'existence d'un *funiculaire électrique* qui peut les transporter, en quelques minutes,. au *Salon du Capucin,* à 1350 *mètres d'altitude,* au milieu de magnifiques bois de sapins séculaires.

LES EAUX DU MONT-DORE A DOMICILE

La **cure à domicile** permet, dans une mesure très appréciable, de *maintenir* ou de *remplacer* le malade — *dans l'intervalle des saisons d'été* — sous l'influence diathésique *anti-arthritique* du médicament montdorien, *aux époques que juge opportunes le médecin traitant, dans la résidence hivernale.* Elle rend des très réels services dans les *affections respiratoires* qui se produisent *au cours et à la suite de diverses infections :* grippale, rubéolique, etc., notamment chez les *enfants.*

Mode d'emploi. — Doses. — On la prend, soit à jeun, soit un peu avant les repas, réchauffée au bain-marie, ou avec du lait chaud ou une infusion pectorale. — *La dose* varie de 1 *à* 5 *verres par jour,* pendant *vingt jours* environ, suivant les prescriptions du médecin.

Renseignements généraux. — La ville de Mont-Dore (2.100 habitants) est reliée à Paris, soit par le réseau d'Orléans (trajet direct de Paris, sans changement de voiture, en 9 heures) soit par le réseau P.-L.-M., par Clermont-Ferrand.

Poste, télégraphe, téléphone.

Casino, théâtre, concerts, bals d'enfants, théâtre de verdure, fêtes, etc.

Promenades et excursions nombreuses.

Climat montagneux, exigeant vêtements légers et vêtements chauds.

Saison officielle du 1er juin au 1er octobre.

Prix des hôtels et villas : 7 à 20 francs par jour.

Pour tous les renseignements et envoi de brochures, s'adresser au siège social de la Compagnie Fermière de l'établissement thermal du Mont-Dore, 8, Boulevard Poissonnière, à Paris, ou à l'établissement thermal du Mont-Dore (Puy-de-Dôme).

Se reporter aux annonces.

Les eaux du Mont-Dore se trouvent en dépôt dans toutes les pharmacies et chez les marchands d'eaux minérales.

MARTIGNY-LES-BAINS

D'après le Docteur DEDET.

Situation. — Altitude. — Climat. — Bâti sur un large plateau évasé, séparant deux échelons des Monts Faucilles, Martigny, bourg de 1.200 habitants, de l'arrondissement de Neufchâteau est situé au point de séparation des bassins de la Saône et de la Meuse. C'est la plus élevée du groupe du bassin des eaux froides des Vosges, — 377 *mètres*, — la salubrité du pays est telle qu'il pourrait être choisi pour cure aéro-thérapique, en dehors de ses richesses hydro-minérales. Les grandes chaleurs estivales y sont inconnues ; les nuits presque toujours fraîches. On accède de Paris à la Station en cinq heures en saison, par wagon spécial, avec restaurant-couloir, etc., etc.

Casino, Théâtre, excursions (à pied, en voitures, en automobiles), Parc de 20 hectares clos.

Sources. — Au nombre de trois — 10°,5 — sulfatées, calciques. *Bicarbonate de Lithine* : 0 gr. 03097 (Analyse du Dr DESGREZ, Professeur Agrégé à la Faculté de Médecine de Paris, Août 1906). Débit : 190.000 litres.

Modes d'emploi. — Les Sources Lithinée et des Dames sont prises en boisson. La Source Savonneuse est réservée au traitement externe.

Mode d'action. — Les Eaux de Martigny sont apéritives, diurétiques, laxatives, purgatives, à doses massives. Elles n'agissent pas par simple lixiviation des tissus, mais par une action profonde, démontrée depuis longtemps de la nutrition.

Indications. — C'est au traitement des manifestations goutteuses de l'enfance, aux troubles nutritifs, transmis par hérédité et aussi aux enfants prédisposés que s'adressent ces Eaux. Les modalités de la diathèse sont variables, elles frappent la première et la seconde enfance de façons différentes, avant l'éclosion des grandes crises. Elles sont donc indiquées dans les états migraineux, dans les dyspepies intermittentes, dans tous les états relevant de l'uricémie, dans les gravelles urique, oxalique, phosphatique ; dans les poussées de cystite, si fréquentes chez les petites filles et qui sont une manière d'attaque de goutte; chez les enfants obèses ou présentant par intermittence du sucre dans les urines et enfin dans certaine albuminnrie de l'enfance dont il est parfois si difficile de dépister la cause.

Cure. — En outre de la cure à la Station, il est bon de faire prendre de temps à autre de l'eau à domicile.. La posologie en sera réglée de la façon suivante : Pour des enfants au-dessous de dix ans, 100 grammes à jeun, pendant huit jours du mois, eau exclusive à table dans le même temps. Surveiller le régime qui doit être le moins carné possible.

— A) Bains. — à 32° et 38°, lénitifs, décongestionnants par action élective sur les éléments glandulaires et nerveux de la peau, sans réaction apparente ; diminuent le prurit. Topique doux, catarrhe onctueux, sans poussée.

B) Boisson. — Effet laxatif, augmentation de l'appétit, diurèse. Acidité totale augmentée, hyperchlorurée, sables. Augmentation de l'urée, diminution de l'acide urique.

II. — Source du Torrent (*Sulfatée mixte, chlorurée sodique bromurée et lithinée comme les autres, mais aussi sulfhydrique*). — A) Boisson. — Mêmes propriétés physiologiques, mais action laxative un peu plus accentuée. Légères excitations de muqueuses et des sécrétions gastro-intestinales, de la circulation, des échanges respiratoires, mais poussée congestive.

B) Bains et usage externe. — Source du Torrent, à sulfuration faible : action antiphlogistique et antiprurigineuse, sédative ; à la longue, léger effet substitutif.

En pulvérisations et en gargarismes, action élective décongestionnante sur les muqueuses naso-pharyngées.

Moyens adjuvants. — Hydrothérapie, Régime. Cure d'air. Climat de montagne sédatif. Cure de terrain.

Exercices variés.

Indications. — 1° Dermatoses. — Toutes les dermatoses irritables, prurigineuses :
Eczéma :
Psoriasis irrité.
Prurigos diathésique et par intoxication.
Dermatites.
Lichens.

Séborrhéides s'eczématisant facilement. Dermatoses qui ont une tendance à la chronicité.

. Acnés des séborrhées.

Pytiriasis, etc.

2º NÉVROPATHIES. — Névroses, les surmenages, les neuro-asthénies.

3º MALADIES VISCÉRALES. — Dyspeptiques hyperchlorhydriques avec fermentations acides, pyrosis, gastrosucchorée, dyspepsies, hyposthéniques.

Dyspepsies douloureuses, spasmodiques, neurasthénie.

Dyspepsies intestinales, constipation, entérite muco-membraneuse, diarrhées dysentériformes des pays chauds et *congestions hépatiques.*

Lithiases, arthritiques et nerveuses ; Dysménorrhées hystériques, neurasthéniques en terrain goutteux. Aménorrhées nerveuses.

Catarrhes et congestions utérines des jeunes filles. Arthritisme acquis ou héréditaire (rhinites, pharyngites, laryngites congestives, bronchites et asthme).

4º MALADIES GÉNÉRALES. — Goutte, diabète, insuffisances viscérales. — Arthritisme naissant.

Contre-indications. — Tuberculose avancée.

Cardiopathies asystoliques. Asthénies. Débilité, s ro-fulose et de lymphatisme invétérés.

Renseignements généraux.

Etablissement ouvert du 1er juin au 30 septembre, Saint-Gervais est à 12 heures de Paris, 6 heures de Lyon. Gare à 200 mètres de l'entrée du parc.

Vêtements de demi-saison pour le soir et les mois de juin et septembre.

Deux groupes d'agglomérations, l'un dans la vallée,

autour de l'établissement thermal, comprenant 5 hôtels,
1 petit casino, cafés, superbe parc : l'autre, le village.
sur un plateau, à 200 mètres au-dessus, comprenant
5 autres hôtels et des villas.

Prix, dans les hôtels, de 6 à 15 francs par jour,
selon l'époque de la saison et l'importance des hôtels :
les villas se louent en totalité et pour toute la saison.

Ressources en approvisionnements très suffisants
Promenades et excursions variées.

SAINT-NECTAIRE-LE-BAS

D'après le D\ GENEIX

Situations et climat. — Saint-Nectaire-le-Bas (Puy-
de-Dôme) a une altitude de 730 mètres; c'est un climat
de petite montagne. (Cure d'air, cure d'altitude).

Sources et établissements. — Saint-Nectaire-le-Bas
comprend les bains Romain, le nouvel établissement.

Sources chaudes : Gros bouillon à 35°5. — Saint-
Cesaire, 42°. — 300.000 litres par 24 heures.

Sources froides : Des Dames, Source Rouge, Sainte-
Marie.

Composition chimique. — Eaux chlorurées bicarbonatées, poly-métalliques, minéralisation totale 8 gr.
en moyenne :

Acide carbonique libre	800 cent. cubes.
Bicarbonate de soude	2 gr. 50.
Bicarbonate de potasse.	0 gr. 50.
Bicarbonate de magnésie. . . .	0 gr. 45.
Chlorure de sodium.	2 gr. 70.
Bicarbonate de lithine.	0 gr. 08.
Bicarbonate de fer.	0 gr. 02.
Arséniate de soude	0 gr. 002.

Composition analogue à celle du sérum, lymphe minérale (Gubler).

Mode d'emploi. — Usage interne : boisson.

Usage externe : bains généraux à eau courante, application locale, pulvérisation, lavage, etc.

Mode d'action ; boisson. — Augmentation de la sécrétion chlorhydrique et de la contractilité de la fibre gastrique, diminution des sécrétions muqueuses.

Diurèse avec tendance à l'alcalinité.

Régularisation de la nutrition : meilleure utilisation des éléments azotés, épargne du phosphore organique.

En somme : médication altérante, tonique et reconstituante.

Bains. — Stimulation générale, augmentation de la force du pouls ; Diurèse.

Au début : légère congestion céphalique, courbature, constipation, même insomnie.

Puis : sédation, sensation de relèvement des forces.

Indications. — Lymphatisme en général.

Arthritisme avec troubles digestifs et débilité.

Dyspepsie gastro-intestinale par insuffisance et chez les lymphatiques à diarrhée plus ou moins abondante, ou chez les bilieux et les lientériques.

Dyspepsie gastro-intestinale chez les nourrissons au sein ou non avec tendance à l'athrepse ou au rachitisme.

Affections hépatiques diverses.

Rachitisme.

Débilité générale. Anémies.

Troubles de la croissance, de la nutrition, diabète.

Phosphaturies.

Albuminuries.

Albuminuries intermittentes, cycliques, orthosta-
tiques, digestives, dyscrasiques, phosphaturiques, etc.
Séquellaires, résiduales des infections, scarlatine,
diphtérie, grippe, etc.
Albuminuries à minima.
Affections rhumatismales.

Contre-indications. — Affections aiguës, fébriles,
hérédité nerveuse chargée, hystérie, épilepsie, tic,
incontinence d'urine, colite muco-membreneuse, avec
constipations tuberculoses.

SALINS-DU-JURA

D'après le Dr COMPAGNON.

Situation. — Altitude de 360 mètres avec sommets
dominant de 500 à 780 mètres, climat de moyenne
montagne.

Sources. — Un seul groupe de sources, dit du Puits
à Muire, émergeant des dolomies triatiques. Débit :
30.000 litres par jour.

Composition. — 27 grammes de matériaux fixes
par litre, 23 grammes de chlorure de sodium, 1 gramme
de chlorure de magnésium, 3 centigr. de bromure
de potassium ; température 11°5. Eaux chlorurées,
sodiques, bromurées, froides.

Eaux mères sortent des bassins à évaporation après
la précipitation du chlorure de sodium ; composition : chlorure de sodium 158 grammes, chlorure de
magnésium 60 grammes, sulfate de magnésie 2 gr. 25,
bromure de potassium 2 gr. 25 à 3 gr. 50.

Mode d'emploi. — En boisson à doses modérées,
ou bien, eau chauffée, additionnée d'eaux mères.

8**

Douches, irrigations, pulvérisations pharyngées, nasales, compresses d'eaux mères.

Mode d'action. — Bain : stimulation tonique, peut aller jusqu'à l'excitation, si on force l'addition d'eaux mères.

Boisson : Subordonnée à l'état gastro-intestinal.

Circulation plus active : réduction des tumeurs ganglionnaires, augmentation de poids.

Indications. — Lymphatisme, scrofulo-tuberculose.

Blépharite, kératite strumeuse.

Tuberculose ganglionnaire.

Ozène.

Coryza chronique.

Tuberculose qui frappe la peau, les muqueuses adénites chroniques.

Coxalgies. Mal de Pott.

Arthrites ou synovites fougueuses.

Rachitisme.

Scoliose.

Paralysie infantile.

Incontinence d'urine.

Troubles de croissance.

Anémies diverses.

Adénopathie trachéo-bronchique. Végétations avant ou après l'opération.

Contre-indications. — Affections fébriles, cardiaques, néphrites à œdème, dermatoses étendues, entérites.

Renseignements. — Epoque de choix du 15 juin au 15 septembre. Etablissement ouvert du 1er juin au 30 septembre.

Plusieurs hôtels, 1 de premier ordre, pension de famille, restaurants. Appartements meublés. Hospice

civil. Casino. Promenades nombreuses et variées.
Site très pittoresque. Colline de 450 mètres d'altitude, à 20 minutes de l'établissement, et plantée de
résineux, parfaitement orientée, peut servir à une
cure d'air.

Salins est le point terminus d'un embranchement
à Mouchard, de la ligne Paris-Pontarlier, à 401 kilomètres de Paris. Télégraphe. Téléphone pour Paris.

VICHY

Situation. — Vichy est situé dans le département
et sur le bord de l'Allier. Altitude, 260 mètres.

Sources. — 3 chaudes, puits Chomel (44°) Grande-
Grille (47°) ; Hopital (34°) ; froides : Mesdames (16°5),
Le Parc, Célestins (13 à 15°), plus les puits artésiens
percés dans le bassin de Vichy.

Débit total en 24 heures : 350 m³.

Composition chimique. — *Alcalinées fortes*, gazeuses,
en moyenne :

Bicarbonate de soude.	4 gr. 50 à 5 gr. 25.
Chlorure de sodium.	0 gr. 50.
Bicarbonate de chaux.	0 gr. 50.
Sulfate de soude.	0 gr. 30.
Arséniate de soude et de lithiue . .	traces.
Acide carbonique libre.	0 gr. 75 à 2 gr.

Mode d'emploi. — Surtout boisson.
Hydrothérapie diverse.

Mode d'action. — A) Locale sur l'estomac ; par
l'acide carbonique, anesthésic, par l'alcalinité, modification de la sécrétion gastrique, influence sur l'intestin.

8***

B) Générale sur la nutrition : diurèse, diminution de l'acide urique, rétablissement de la nutrition dans le sens normal.

Indications. — Dyspepsies diverses de l'enfance, gastrique et gastro-intestinale. Embarras gastrique à répétition.

Dilatation de l'estomac.

Arthritisme des jeunes sujets, céphalée, etc. Asthme des foins.

Diabète.

Hépatisme, cholémie, lithiase hépatique.

Albuminuries.

Albuminurie postscarlatineuse et des fièvres éruptives.

Albuminurie orthostatique et cyclique.

Troubles menstruels des fillettes.

Chlorose.

Contre-indications. — Affection fébrile, hémorragies, tuberculose, urémie.

Renseignements. — Hôtels de 5 fr. à 20 fr. par jour.

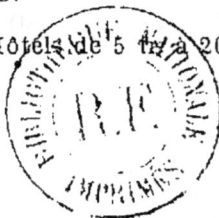

TABLE DES MATIÈRES

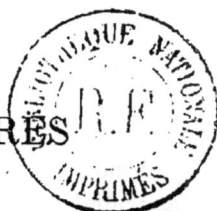

PRINCIPAUX MÉDICAMENTS FORMULÉS

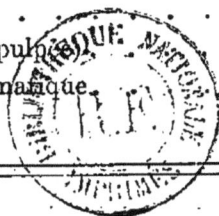

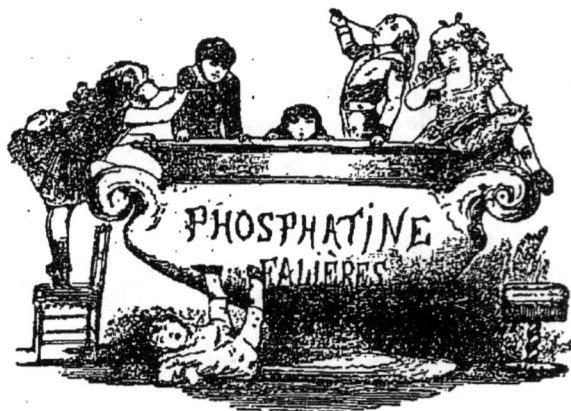

ALIMENT DES ENFANTS

Lille. Imp. Camille Robbe.

GRANDE LIBRAIRIE MÉDICALE A. MALOINE

25-27, Rue de l'École-de-Médecine, 25-27, PARIS

EXTRAIT

de la

BIBLIOGRAPHIE MÉTHODIQUE DES LIVRES DE MÉDECINE

(1890-1907)

envoi gratuit sur simple demande

BERDAL. — Nouveaux éléments *d'histologie normale*, par le Dr H. Berdal, ex-interne des hôpitaux, ancien chef de laboratoire à la Faculté de Médecine, médecin-adjoint de consultations à l'hôpital St-Louis. 6e edit., entièrement revue et considérablement augmentée, in-8°, 1903, avec 411 fig., 8 fr. 7 fr 25.

BERDAL, médecin de consultation à l'hôpital St-Louis. — *Traité pratique des maladies vénériennes.*
Tome I. Affections blennorragiques. Ulcérations vénériennes non syphilitiques. Affections paravénériennes. Préface du Dr Tenneson, médecin de l'hôpital St-Louis, in-8°, 2e édition, 1906, avec fig. et 7 pl. en coul., 10 fr., net   9 fr.
Tome II. *Traité pratique de la syphilis*, avec 58 simili-gravures et 18 pl., dont 17 en coul. in-8, 1902, 15 fr., net   13 fr. 50

CHATELAIN (E.). — *Précis iconographique des maladies de la peau*, ouvrage accompagné de *50 planches en couleurs*, reproduites d'après nature, par Félix Méheux, dessinateur des services de l'hôpital St-Louis, fort vol. in-8, cart., 3e éd. entièrement refondue, 1904, 15 fr., net   13 fr. 50

C. HIPAULT. — *Manuel d'orthopédie vertébrale*, in-18, 1904, 4 fr., net   3 fr. 50.

GARNIER (M.) et DELAMARE (V.). — *Dictionnaire des termes techniques de médecine*, contenant les étymologies grecques et latines, les noms des maladies, des opérations chirurgicales et obstétricales, les symptômes cliniques, les lésions anatomiques, les termes de laboratoire, etc., par les Drs M. Garnier, médecin des hôpitaux, et V. Delamare, ancien interne des hôpitaux. Préface de G.-H. Roger, professeur à la Faculté de Médecine, médecin des hôpitaux. 3e édition, 1906, revue et augmentée des mots nouveaux. Un volume in-18, reliure souple, 6 fr. 50, net 5 fr. 75.

HUCHARD et FIESSINGER. — *Thérapeutique du praticien*, médecine d'urgence. — Les grandes médications, les médications, in-8, 1907, 8 fr., net   7 fr. 25.

HYVERT. — *Vade-Mecum* de poche du jeune praticien et des remplaçants. 1 vol. in-18, 1907, cart., 3 fr., net   2 fr. 75.

ICARD. — *Le signe de la mort réelle en l'absence du médecin*. La constatation et le certificat automatique des décès (Procédé de la réaction sulfhydrique). Moyen simple, infaillible, à la portée de tous, pour éviter le danger de la mort apparente à la campagne, in-18, 292 pages, avec fig., 4 fr., net   3 fr. 50

LAURENT. — *La criminalité infantile*, in-18, 1906, 2 fr. 50, net   2 fr. 25.

LAURENT (Emile). — *Géographie médicale*. Climatologie générale. Géographie médicale de la France, de l'Europe, de l'Asie, de l'Océanie, de l'Afrique et de l'Amérique, in-18, 1905, cart., 7 fr. 50, net   6 fr. 75.

MACREZ. — *Formulaire index du praticien*, pour adultes et enfants (interfolié de papier blanc), in-18, 1904, 4 fr., net   3 fr. 50.

MOLL-WEISS (Mme A.). — *La femme, la mère, l'enfant*. Guide à l'usage des jeunes mères, préface de M. le Dr Morache, in-8 cart., 1903, 2 fr. 50, net   2 fr. 25.

MONIN. — *Médecine de l'enfance* jusqu'à l'adolescence, in-18, cart., 1905, 5 fr., net 4 fr. 50.
Pratique médico-chirurgicale, médecine et chirurgie générale et spéciale, obstétrique, puériculture, hygiène, médecine légale, etc. Publiée sous la direction de MM. Brissaud, Pinard, Reclus, avec une nombreuse collaboration, 6 volumes in-8° formant ensemble 5.700 pages, illustrés, demi-reliure maroquin, dos plat, fers spéciaux, 110 fr., net   88 fr.
Port en plus.

GRANDE LIBRAIRIE MÉDICALE A. MALOINE

PELON. — *Guide pratique de thérapeutique hydrominérale.* Choix d'une station française dans les maladies courantes, in-18, 1906, cart., 190 pages, 3 fr., net   2 fr. 75.

RAUX. — *Nos jeunes détenus.* Etude sur l'enfance coupable, avant, pendant, après son séjour au quartier criminel, 1902, in-8, 5 fr., net   4 fr. 50.

STRUMPELL. — *Traité de pathologie spéciale et de thérapeutique des maladies internes,* par le Dr Adolphe Strümpell, professeur et directeur de la clinique médicale à l'Université de Breslau, à l'usage des étudiants et médecins, traduit de l'allemand par le Dr J. Schramme et le Dr Augier, professeur à la Faculté libre de Lille, 3 vol., in-8, avec 197 fig., 1906, 36 fr., net   32 fr.

BIBLIOTHÈQUE DE LA NUTRITION

Chaque vol. in-18, 4 fr., net 3 fr. 50.

GRANDMAISON (DE). — *L'Albuminerie goutteuse.*

GIRAUD. — *L'œil diathésique.* Relations de la diathèse avec les affections des organes de la vision.

GAUTRELET. — *Physiologie Uro-séméiologique.* Comment on lit une analyse d'urine.

BERTRAND. — *La Neurasthénie génitale féminine.*

ROESER. — *La Chimie alimentaire.*

PASCAULT. — *L'arthritisme par suralimentation.*

Tous ces volumes sont envoyés franco contre mandat-poste

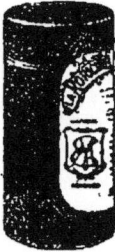